西本　博
(小児脳神経外科医)

藤原一枝
(小児脳神経外科医)

赤ちゃんが頭を打った、どうしよう！？
虐待を疑われないために知っておきたいこと

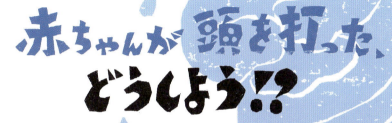

岩崎書店

はじめに

　赤ちゃんがいる生活は、毎日、楽しくも忙しいことでしょう。でも、かわいい赤ちゃんに頼られていると思うと、張り切って何でもがんばることができます。赤ちゃんの成長はめざましく、その日々の変化には大きな発見があり、やりがいも感じます。

　その一方で、周囲の家族がどんなに気を配っていても、ついつい目が届かずに、思いがけないことから家庭内で事故が起こることもあります。

　そんな事故の中では、頭のケガが一番問題であり、ちょっとコワイものです。今回、2歳以下の赤ちゃんが頭をぶつけたときに、「どんなことに気をつければよいのか」「どんなケガがこわいのか」を、長く小児脳神経外科の仕事をしている二人の脳神経外科医がまとめました。

　近年、日本でも児童虐待事件が多く発生しており、子どもを診る病院では、児童虐待を早期に発見するために努力することが法律で義務づけられています。このため家庭内での事故で起きた子どもの頭のケガにも疑いがかかり、児童相談所の職員や警察官の調査を受けなければならないことも多く発生しております。

　日常の家庭内での事故をどうしたら防げるのか、また事故が起こってしまった場合にはどのようなことに注意したらよいのか、一緒に考えていきたいと思います。

　虐待の範囲や判断については、国内外で論議が盛んであり、そこには医学的な側面と社会的な側面があるので、緊急出版いたしました。

小児脳神経外科医　　西本　　博

小児脳神経外科医　　藤原一枝

赤ちゃんが頭を打った、どうしよう!?

虐待を疑われないために知っておきたいこと

目次

はじめに 2

1章

どこの病院へ行きますか？　あらかじめ考えておきましょう 4

あっ、頭を打った！　どうしよう 6

頭を打ったあとに、なにが起きているの？ 8

落ち着いたら普段と変わらない 10

病院に行くとき、行ったときに知っておきたいこと 12

[コラム] 頭をぶつけて、CT検査を希望しますか？ 13

急性硬膜下血腫のCT検査と眼底検査 14

2章

家庭内で起こる乳幼児急性硬膜下血腫について（西本 博） 16

3章

入院した乳幼児急性硬膜下血腫の6つのケース〈軽症から重症まで〉 22

解説　入院した乳幼児急性硬膜下血腫の6例について 30

現場で何が起こっているのか 35

4章

もし、子どもの頭部外傷であなたが虐待を疑われたら？ 36

一時保護までの流れ 36

判定会議で虐待を疑われると…… 37

誤って親子分離が行われることを防ぐには、どのような手立てがありますか？ 38

セカンドオピニオンとは 40

[コラム] 疑われている育児 41

5章

専門家はこう考える 42

日米の児童虐待通告制度とその問題点 42
　　　●池谷和子（長崎大学教育学部准教授）

児童虐待防止対策の問題点 46
　　　●上野加代子（東京女子大学現代教養学部教授）

児童虐待で冤罪を生まないために 50
　　　●笹倉香奈（甲南大学法学部教授）

家庭内で起こる乳幼児急性硬膜下血腫（中村I型血腫）の再証明 54
　　　●藤原一枝

参考文献 61

おわりに 63

どこの病院へ行きますか?
あらかじめ考えておきましょう

1章

赤ちゃんが頭を打った!

そんな緊急事態が起こったらどうしましょう!

小児科へ行くか、脳神経外科に行くか、自宅でしばらく様子をみるか。その判断には、その時間や住まいの場所などの制限もあり、迷います。加えて、そこには保護者の心配の度合いも関与してきます。

そのときにあわてないためには、ふだんからあらかじめ、どうするか、どこの病院に行くかを考えておくことが大切です。救急車を呼ぶような事態であれば、とにかく電話すればいいのですから、まちがえることはないでしょう。

一番悩むのは、ヒヤッとした、ハッとした事故のあと、何でもないように見えるけれど、どこか気になるというときでしょう。なぜなら、「頭の中のことはわからない」からです。そんなとき正常か異常を見極めてくれるのに、最も頼りになるのは「かかりつけの小児科のお医者さん」です。

まず、かかりつけの小児科のお医者さんに相談してください。きっとよいアドバイスがもらえます。

それから、「何かヘン」と感じることは、臆することなく、医師に告げましょう。赤ちゃんの代弁者はあなたなのですから。

頭の中のことはCTを撮ればわかると考えないでください。手術しないといけないような事態にはCTは有効な検査ですが、放射線を浴びるので、赤ちゃんの脳に知能障害や発ガンの危険もあるといわれています。

頭を打った赤ちゃんの様子は、ほかの時期の小児に比べて、急に様態が変わることがあるともいわれています。CT検査の結果や医師の診察だけに頼るのではなく、保護者がじっくり赤ちゃんを見てあげてください。ふだんの様子を、よく知っている保護者の判断はとても大事です。

子ども医療電話相談
#8000

休日や夜間などの子どものケガや病気について、電話で小児科医などから適切なアドバイスが受けられます。

短縮番号#8000にかけてください。お住まいの地域の相談窓口に自動転送されます。

小児科のお医者さんから

小児科開業医の先生から

保護者としては、まずかかりつけの小児科に相談される方がほとんどだと思います。時間外についても、#8000での相談も多く、小児科初期救急ではまず小児科医が振り分けしています。

内科医や、小児科医の一部から診察を拒否される場合もあると聞いていますが、一昔前よりは、小児科医が診る機会も多く、比較的積極的に診ている医師が多くなっています。

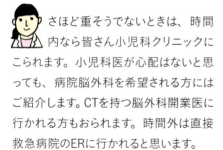さほど重そうでないときは、時間内なら皆さん小児科クリニックにこられます。小児科医が心配はないと思っても、病院脳外科を希望される方にはご紹介します。CTを持つ脳外科開業医に行かれる方もおられます。時間外は直接救急病院のERに行かれると思います。

ベッドから落ちて頭を打ったとか、ベビーカーから落ちたというときに、結構おいでになります。マンションが増えて和室がなくなった影響があるのでしょうか、大人用ベッドに父母と3人で寝ていて落ちるというケースが多いように思います。何もなさそうだけど、とりあえず誰かに大丈夫だと言ってほしいという感じです。そんなときはおまかせください。

総合病院小児科の部長から

子どもが頭を打ったので、大きい病院にかかったほうがいいと思って、とのことで当院受付にご家族でいらっしゃいます。

当院に、脳神経外科はありますが、「乳幼児（特に乳児）の全身状態の診察は自信がないので、小児科にまずお任せします」ということで、2歳までは小児科を受診し、必要であれば画像検査をし、画像で異常があれば脳神経外科併診、の順番になっています。

総合病院小児科としての診療の流れとしては、ケガ（外傷）について心配して受診されたときは、まず外科系の先生の診察を受けて下さいとお願いしています。ときどき、事務サイドで、子どもなので小児科へと、なんでも小児科へ回してくるときがありますが、基本的には（心を鬼にして？）小児科ファーストタッチをお断りしています。最初に診た先生が「これは小児科で」と言われたときはもちろん、必ず診察をします。協力しあっていることはもちろんです。

＊総合病院では、病院によって小児科が先のときと、脳神経外科が先のときとあります。

あっ、頭を打った！ どうしよう

目を離さず育てているつもりでも、事故は思いがけないときに襲ってきます。頭でっかちで、まだ体のバランスが上手にとれない赤ちゃんであれば、なおさらです。ゴーン。赤ちゃんが頭を打った！ 動転しそうですが、まずは、気を確かに。

子どものまわりには危険がいっぱい

子どもにケガはつきものです、と言い切れるのは、子育ての終わった世代でしょうか？ 日々、赤ちゃんを育てている真っ盛りは、ハラハラドキドキの連続です。

赤ちゃんのまわりは危険がいっぱい。事故はすべて突発的です。親の不注意や一瞬のスキ、思いがけない兄弟の行動もあります。これらは親の安全義務違反でしょうか？

家庭内で起こる事故は、交通事故や高所からの転落などの事故と違って、確かにその衝動やエネルギーは小さいものです。しかし、運悪く、発達途上の脳に起こった衝撃が取り返しのつかない結果をもたらすことがあります。

アザやこぶ、頭蓋骨の骨折もないケガなのに、「頭の中の血管が切れる」ことが原因です。すぐさま嘔吐やけいれん、意識低下が起こって、CT検査などで出血に気づかれます。低いところからの落下やつかまり立ち、歩行中の転倒などで、頭の中の血管が切れやすい時期は、はっきり2歳以下とわかっています。めざましく運動能力が発達するこの時期は「落ちないように」「転ばないように」「頭を打たないように」と気を抜けません。

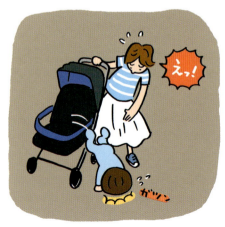
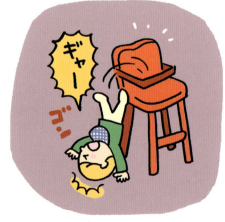

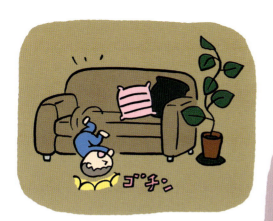

ちょっと見てないすきに——

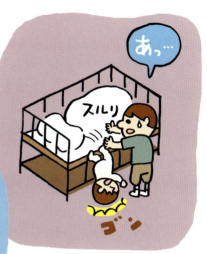

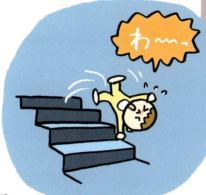

まさか!?

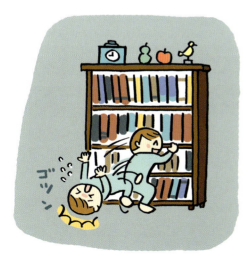

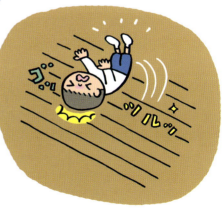

つるつるのフローリング、くつ下がアダに

頭を打ったあとに、なにが起きているの?

もしも赤ちゃんが頭を打ったら…。いつもと違う様子があれば病院へ、が基本です。どこをポイントに子どもの様子を見たらいいのか知っておきましょう。

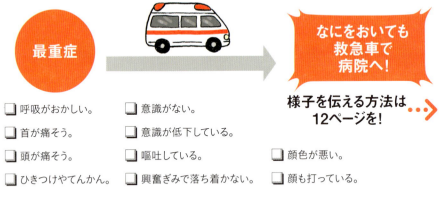

最重症 → **なにをおいても救急車で病院へ!**

様子を伝える方法は12ページを!

- ☐ 呼吸がおかしい。
- ☐ 首が痛そう。
- ☐ 頭が痛そう。
- ☐ ひきつけやてんかん。
- ☐ 意識がない。
- ☐ 意識が低下している。
- ☐ 嘔吐している。
- ☐ 興奮ぎみで落ち着かない。
- ☐ 顔色が悪い。
- ☐ 顔も打っている。

脳振盪(のうしんとう)が起こっているかもしれない

　頭を打っても、打った場所の痛みだけなら、安心ですね。

　ところが、頭の中身の脳が揺れるようなケガが案外起こっています。そうすると、脳の働きの異常(脳機能障害)が起こって、9ページに示したような、ボーッとするとか、ふらつくとか、眠そうとか、いらいらするとか、いろいろな症状が現れます。この症状をまとめて「脳振盪」と呼んでいます。

　ふつう、脳振盪は時間がたつともとに戻るものです。CT検査でわかるような、形の異常(出血や梗塞や変形など)を伴っていません。様子をみる時間が必要です。

　脳振盪は、頭を直接打って起こるだけではありません。あごを強く打ったとか、尻もちをついたといったような力の入り方でも、脳が揺れることがあります。「どんな方向からのどれほどの力が脳を揺らすのか」を表示することは困難です。言えることは、頭に限らず、体に大きな衝撃が加わるようなケガをしないようにするということです。

　ところで、脳振盪の症状ですが、赤ちゃん自身からの訴えは困難です。保護者が注意深く、ていねいに観察するしかありません。そのときに、第六感のような「何かヘン」「いつもと違う」と感じる感覚はとても貴重です。脳振盪かもしれないと思ったら、医師にかかってください。医師が診断し、その後の赤ちゃんの観察の仕方を教えてくれるでしょう。

辛口の一言　「脳振盪のあとに、脳振盪を繰り返しやすい」ことが指摘されています。一般的に、年齢が小さいほど脳振盪の治りが遅いことが動物実験などで証明されています。症状がいつ消えたのかの把握もむずかしいものです。余裕を持った対応が必要な由縁です。

いつもと違う → 病院へ！

ひきつけ
- ひきつけ（けいれん）を起こした。

呼吸
- 寝息のかき方がいつもと違っている。
- 呼吸回数が多い（息づかいが荒い）。
- 呼吸のリズムが乱れている（例えば、「スーッ、ススーッ」→しばらく息をしない→「フーッ」）。

動き方
- すぐに起き上がれない。
- バランスが悪い。
- よろめく。
- 動作が鈍い。
- 手足の動かし方がおかしい。

顔色
- 血が引いたように蒼白で、きげんも悪い。

眠り方
- 眠りがちで、名前をよんだり、つねったりしても反応がなく、目を覚まさない。
- 眠っているとき、なんとなく手足がつっぱっている。
- 眠っているとき、額などに青筋がたっている。
- 大泉門が張っている。

吐き方
- たて続けに吐く。

その他
- 目の動きがおかしい。
- 寄り目（目が片方に寄っている）。
- 焦点が合わない。
- 光に敏感（まぶしそう）。
- 音に敏感（うるさそう）。
- いつもより元気がなく、ぐったりしている。
- 一日中、ふきげん。

泣き方
- 泣かないで、ぐったり。
- 泣きもしないで、そのまま眠ってしまった。
- 泣き寝入りした後、長い時間起きない。
- 泣き叫んでいるときに、手足の動かし方がぎこちなく、マヒがみられる。
- 泣きやまず、ふきげんそう、あるいは苦しそう。
- どこか痛そうに泣き続ける。

- 不安そう。
- 日に日に食欲不振になる。
- ふだんと違う、なにか異常な感じがする。
- コブのはれがなかなかひかない。普通、3時間ほどすると半分くらいになるが、逆にひどくなる。
- 傷口が大きく出血もひどい。

 「何かおかしい」と感じたら、すぐ、病院へ。はじめてのケガは病院へ。

落ち着いたら普段と変わらない

1回目のケガにはびっくりしても、だんだん慣れてきます。
それでも心配のときは、かかりつけの小児科の先生に様子を見てもらっておきましょう。
（ケガの後で感染症になることもありますし……）

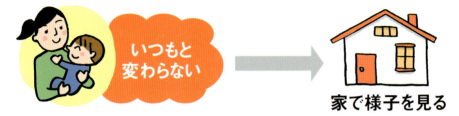

いつもと変わらない → 家で様子を見る

泣き方

- [ ] 頭を打った直後、大声で泣いたが、すぐに泣きやみ、その後、変わった様子もなく、元気で食欲もある。
- [ ] 大泣きして、泣き疲れて泣き寝入りした後、30分〜2時間で目を覚まし、その後もきげんがよい。
- [ ] 頭を打って1〜2時間の間に1回か2回吐き、その後、ケロリとしてきげんもよい。赤ちゃんは嘔吐中枢が敏感なため、泣きすぎたときも吐くことが多い。頭を打つと、そのショックや痛みで吐くことがある。また、頭を打つなどケガをすると、胃腸の動きが一時的に悪くなって、吐くこともある。

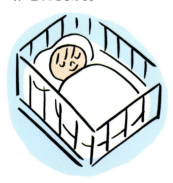

顔色

- [ ] 頭を打った直後は青ざめても、5〜10分で顔色もよくなり、きげんもよくなる。
- [ ] 痛みや驚きで、顔色が青ざめることもある。

眠り方

- [ ] スヤスヤと気持ちよさそうに眠っている。
- [ ] コブや傷のあるところが、寝ているときに当たり、その痛みで泣いて目覚めても、親がなだめたり抱いていたりするとすぐ眠る。
- [ ] ケガをした日や翌日、そばに親がいないと不安がって眠らない。

> **人に子どもを預けるとき**
>
> 保育園や保育ママなど、人に子どもを預けるときは、頭を打ったことや注意してほしいことなどを伝えます。なにか異変があったら速やかに連絡をもらうなど、相互で連絡を取ることを心がけましょう。

家で様子をみるときのポイント

▶食べ物

頭を打って泣いているときに、きげん直しに食べ物を与えない。頭を打った後、3時間くらいまでは吐きやすい。一時的な嘔吐なのか、頭のケガが原因の嘔吐なのか判断しにくい。嘔気もなく、落ち着き、食欲があれば与えてもよいが、食べたがらなければ無理に与えなくてよい。

▶水分

脱水にならないように、水分を与えるときは、泣きやんで落ち着いてからにする。むせたり嘔吐したときに危なくないように水、お湯、お茶、乳児用イオン飲料を与える。母乳、ミルク、牛乳などは吐き気がなくなってからにする。

▶入浴

当日はおふろには入れない。体を拭いたり、お尻を洗うのはよい。

▶コブ

赤ちゃんがいやがらなければ冷やしてよい。おおかたは2時間ほどで小さくなる。

▶骨折

赤ちゃんの頭蓋骨は薄く、弾力性があるので、ケガで陥没することがある。骨に5ミリ以上の陥没があるときは、後でけいれんの心配があるので要注意。ヒビのような線状の骨折は6カ月ほどで自然に治る。頭の骨にヒビ（線状骨折）が入ると、翌日ぶよぶよしたもの（骨膜下血腫）に触れるが、1週間ほどで吸収される。

▶出血

頭皮は軽い傷でもたくさんの血が出るが、傷口を押さえこんで止める。出血は乳幼児の貧血の原因になるので、すぐに脳神経外科医にかかる。

▶頭を打った後遺症は？

頭を打って2、3日で元気になれば後遺症が残るようなことはほとんどない。ケガの直後の数分のけいれんも繰り返すことはめったにない。

脳振盪（のうしんとう）やヒヤリ、ハッとした後の心構え

- ● **見守る——目を離さない**
  一人にしないで、ちょこちょこ様子を見る。脳振盪の後は体のバランスが悪くなっていて転びやすい。

- ● **体を大きく揺する運動をさせない**
  本人がやりたがるときはとめる必要はないが、注意して見守る。

- ● **体を動かすことを強いない**
  転びやすいことと脳が休まらないため。

- ● **外遊びを控える**

- ● **ごきげんとりの遊びで、気を引かない**

- ● **気づいていない症状があるかもしれないと考えておく**

- ● **2〜3日は経過に注意**

＊考え方
　脳の機能障害が起こっている場合、「脳を休める」ことが基本である。なんでもないと思っても、「あんなケガがあったのだから、少なくとも2日間はていねいに様子をみよう」と考える。頭を打った当日は案外元気でも、数日後に出血や脳の腫れが症状としてでることもある。

病院へ行くとき、
行ったときに知っておきたいこと

救急車を呼んで病院に行く場合

1 119番に電話し、
「救急車をお願いします」と伝える

2 「○カ月の子どもが頭のケガをして、
こんな症状です」と伝える
子どもの年齢・名前／住所／電話番号／場所の目印／子どもの病状（意識についても言えるとよい・下記参照）

3 救急車が来るまでに
そろえておくもの
健康保険証／医療費控除証明／母子手帳／お薬手帳／体温表／着替え・おむつ／哺乳セット

4 火元・戸締まりをお忘れなく

5 注意したいこと
体を揺すらないこと、出血は乾いたガーゼやハンカチ、タオルで強く圧迫して止血する

6 病院で医者に伝えること

①頭部外傷について
- 原因（落ちた、転んだ、ぶつかった、など）
- 落ちた場所・転んだ場所（じゅうたん、畳、コンクリート、土・砂利など）
- 落ちたときの高さはどのくらいか

②けいれんや意識障害について
- いつ、どのようなときに起きたのか
- どんなけいれんか
- けいれんはいつ止まったか
- 手足にマヒはないか
- 意識状態はどうか
- 顔色、体温、呼吸状態はどうか

意識について

　睡眠から目覚めて、起きていて、大脳が機能している状態を「意識がある」と言います。周囲の刺激に対する適切な反応や自発的活動能力が保たれている状態です。意識レベルを簡単に伝えるには、次の3つの表現が目安になります。

①刺激や呼びかけに反応しない状態
②うとうとした状態
③ぼーっとした状態

Column

頭をぶつけて、CT検査を希望しますか？

西本　博

子どもが頭をぶつけたときに、保護者は病院を受診し、「あとになってから何か異常がでるのが怖いので念のためにCT検査をお願いします」とよく言われます。しかし、CT検査は放射線検査なので、かならず放射線に被爆します。CT検査による放射線被曝量は胸部エックス線撮影の約100倍以上とされています。また、CTを受けた小児は、受けなかった小児と比較して発ガンが多いという報告もなされています。従って、不必要にCT検査をすることはできるだけさけるべきです。

逆に頭蓋内出血などの異常が疑われる場合には、正確な診断と治療法を決定するために、CT検査は不可欠な検査であり、放射線被曝があるとしても施行しなければなりません。頭蓋骨骨折は現在のCT検査であれば充分検出できるために、頭部単純撮影は省略され、CT検査が優先して行われるようになりました。

現在では頭部をぶつけたときに、どのような場合にCT検査を行ったほうがよいかは、たくさんの事例を検討した結果からあきらかにされています。これをCT検査の施行基準（ガイドライン）といいます。受診した病院の担当医（救急科医、脳神経外科医、小児科医など）は、ほぼこの基準にしたがってCT検査の必要性を判断しています。

具体的には、軽度の意識障害（うとうとする）があるとき、繰り返す嘔吐（2回以上）があるとき、ひきつけがあったとき、頭部に皮下血腫があるとき、90cm以上の高さないしは階段5段以上から転落したときなどはCT検査を施行すべきです。これはこれらの条件があった場合には、頭蓋骨骨折、頭蓋内出血（硬膜外血腫や硬膜下血腫）、脳挫傷（脳にきずがつくこと）などが存在する可能性が高くなるためです。したがって、頭部をぶつけた後に、これらの症状が認められたときや「何となく普段と様子がちがう」場合には、早急に病院を受診する必要があるとも言えます。

この基準（ガイドライン）にあてはめて、CT検査が必要なしと判断されたときには、心配でも担当医の意見にしたがって、経過観察をすることが重要です。さらに他の病院を受診し、CT検査を施行してもらおうなどとけっして考えてはいけません。この場合でも24時間は様子を注意深く観察することが必要であり、不必要な外出を避け、できるだけ自宅にて安静をとらせるなどして、様子がよく観察できるようにしておくことがとても重要です。

また、はじめて病院を受診した際には、担当医からできるだけ具体的にどのような症状がみられたら、再受診する必要があるのかをしっかり聞いておくこともたいへん重要です。「何かあったら」ではなく、具体的な症状を確認しておくように心がけましょう。

急性硬膜下血腫のCT検査と眼底検査

硬膜下血腫

硬膜は解剖学上、頭蓋骨にべったり張りついています。硬膜下腔には、頭蓋骨と脳を連絡する架橋静脈があり、その損傷により静脈からの出血で硬膜下血腫を起こします。頭蓋骨、硬膜に沿って薄く広がりやすく、CTでは三日月状になり、正常な脳を圧迫します。

数時間で血腫が増大する可能性があるので、2時間後に再検査が必要な場合もあります。

外科治療が必要なケースは、手術のタイミングが早いほど、予後良好です。

CT検査

緊急で脳の中の様子を知りたいときには、検査時間がもっとも短いCT検査が施行されます。CT検査では、脳、脳室などの形の変化や脳そのものの状態などがわかるとともに、脳の外側に血腫（硬膜外血腫、硬膜下血腫など）がないかどうか、またその血腫の大きさがわかります。

脳自体の状態をさらにもっと詳しく知りたい場合にはMRI検査が追加されます。

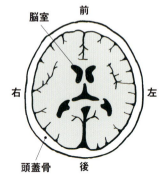

正常

左右対称に大脳がおさまり、脳は白く描出されています。黒いところは脳脊髄液の貯留部位です。

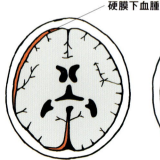

軽症急性硬膜下血腫

薄い急性硬膜下血腫が認められても、血腫が少量であると、自然に4、5日ほどで吸収されるため、手術は必要ありません。

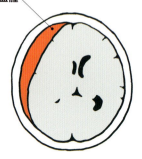

重症急性硬膜下血腫

厚い急性硬膜下血腫が認められ、血腫により脳が圧迫されており、脳は反対側へ大きくかたより、命の危険が迫っています。脳への圧迫を除去するために、開頭手術（頭蓋骨を外す）が必要です。

眼底検査

　眼底鏡という器具で目をのぞきこみ、眼球の底にある網膜の状態を観察します。
　急性硬膜下血腫があると、眼底に出血が認められることが多くあります。出血が両側の眼底に認められ、数がかぞえられないぐらいに多い場合には、児童虐待が疑われます。虐待によらない乳幼児急性硬膜下血腫でも軽度の眼底出血が認められることもあります。現在では、網膜の広範囲に出血があるかをみるために、眼科医により特殊な眼底カメラ（広角デジタル眼底カメラ）を用いて検査が行われ、写真記録がなされています。

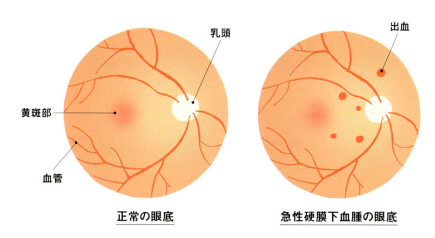

正常の眼底　　　　　急性硬膜下血腫の眼底

「CT検査で異常がなかった」「CT検査は正常だった」とはどういう意味ですか？

　CT検査では形の変化を判断します。「CT検査で異常がなかった」とは「今の今、頭蓋内（脳や硬膜やくも膜）に異常（出血や梗塞、腫脹、変形）はなくても、その先、症状がどう変わるかは予想はできません」ということです。
　脳振盪はCTに変化は出ません。
　2歳以下の子どもは、直後に異常がなくても急変することがありますので、特に最初の2時間は集中して、その後も2日間はよく観察してください。脳振盪の症状が続く場合に、急性硬膜下血腫が発生していることがあります。

家庭内で起こる乳幼児急性硬膜下血腫について

2章

赤ちゃんの頭部外傷の中で最も重症な乳幼児急性硬膜下血腫をたくさん診療し、
その特徴を報告した医師の記述です。虐待とは無関係に、
事故で起こっている乳幼児急性硬膜下血腫の存在を、国内外に認めさせましょう。

西本　博

乳幼児急性硬膜下血腫（中村Ⅰ型血腫）とは

子どもが頭を打った後で起こる重大な病変には、頭蓋骨骨折、急性硬膜下血腫、急性硬膜外血腫、脳挫傷などがあります。その中で乳幼児期に多いのは頭蓋骨骨折と急性硬膜下血腫です。

頭蓋骨骨折は、それのみでは手術の必要はありません。頭蓋内血腫などの合併がなければ経過観察のみでだいじょうぶです。

頭部外傷によって、急性硬膜下血腫、急性硬膜外血腫、脳内血腫が起こりますが、乳幼児では急性硬膜下血腫が圧倒的に多く発生します。

小児期に発生する急性硬膜下血腫には、3種類があります。

①家庭内での軽いケガで発生する急性硬膜下血腫
②交通事故などの激しい外傷で発生する急性硬膜下血腫
③児童虐待で発生する急性硬膜下血腫

家庭の普通の生活の中でたまに起こる転倒や落下など、軽い頭のケガで発生する急性硬膜下血腫（乳幼児急性硬膜下血腫）は、日本ではじめて外国に先駆けて報告された頭蓋内血腫で、報告者の名前をとり、中村Ⅰ型血腫とも呼ばれます。

乳幼児急性硬膜下血腫は、専門的には衝撃の強さを基準に、「軽微な頭部外傷で起こる」と表現しています。

頭の打ち方には特徴があり、つかまり立ちから後方へ転倒したり、イスから後ろの方へ転落するなど、頭部に回転力が加わるような落ち方をしたときに多く発生します。

実際に私が診断をした、虐待の疑いのない25例の乳幼児急性硬膜下血腫を見ると、その原因は、つかまり立ちからの後方転倒12例、低い位置（120cm以下）の高さからの後方転落4例・前方転落3例、つかまり立ちから側方・前

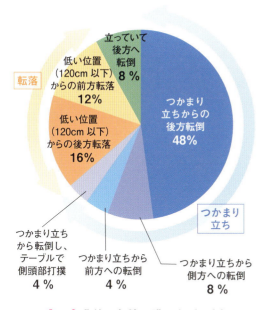

【図1】乳幼児急性硬膜下血腫25例における原因

あとに述べますが、眼底出血は虐待による急性硬膜下血腫では極めて高率（80〜90％）に認められる症状ですが、乳幼児急性硬膜下血腫でもより軽度な眼底出血が50％ぐらいの症例に認められます。

治療成績は多くの症例で良好であり、なんらかの後遺症を残すことは少ないのですが、10％ぐらいに軽度の発達遅滞、運動麻痺、てんかんなどが残ることもあります。

CTが導入される前には死亡例や重症な後遺症を残した人が多かったのですが、救急搬送や手術の成果とともにCT導入による診断の速さの功績が大きく、改善されています。

これらの特徴は表1のようにまとめることができます。

方への転倒3例、立っていて後方への転倒2例、つかまり立ちから転倒し、テーブルで頭部打撲 1例となっています。（図1参照）

頭部に回転力が加わるとどうなるのかというと、脳と硬膜静脈洞との間に存在する架橋静脈という血管が切れて出血が発生し、急性硬膜下血腫となります。

ここで大切なことは、この衝撃で細い血管が切れはしますが、脳実質（脳そのもの）にはまったく損傷がないことです。

症状として不機嫌、嘔吐、けいれん発作がよく認められます。

眼底出血（網膜出血）も認められます。

【表1】家庭内で起こる乳幼児の急性硬膜下血腫の特徴

1. 年齢：6〜10カ月にピーク
2. 性別：男児に多い（約80％）
3. 原因：家庭内での軽い頭部打撲：（後方へ転倒、低いところからの後方転落）
4. 打撲部位：後頭部に多い
5. 初期症状：けいれん、軽度の意識障害
6. 眼底出血：半数の例に見られるが、虐待例より少なく、軽度である
7. 画像所見の特徴：脳実質損傷なし
8. 予後：良好で外傷の再発なし

国内外での位置づけの問題点

その一方で、症状がごく軽く、欧米ではCT撮影をする必要がないとされる状態の人まで日本では「念のため」とCTを撮って、ごく少量の急性硬膜下血腫が発見されるということは増えています。

小児脳神経外科医の判断では、これはケガの後、不機嫌であっても、数日で元気になったであろうと思われる例です。

日本以外の諸外国では長年の多くの児童虐待事例の経験から、第三者（家族以外）が外傷発生時の様子を目撃していない場合は、ケガの原因として常に児童虐待を念頭において診断にあたるべきであると強調されています。日本の厚労省の「虐待診断の手引き」も2000年以降、それを踏襲した内容です。

このような医学的・社会的背景から、諸外国では乳幼児急性硬膜下血腫（中村I型血腫）はすべて児童虐待が疑われる急性硬膜下血腫の中に含めて考えられ、教科書にも記載されており、日本での「家庭内での軽いケガで起きる」という理解とは大きく異なっています。

つまり、医師は親の事故の説明をはじめから信じず、無視しているという信じがたい状況です。「ささいなケガで乳幼児に急性硬膜下血腫は起きない」という米国の虐待医学者のドグマに支配されているのです。

特に最近の医師は米国で書かれた教科書を参考にして勉強していることが多く、乳幼児急性硬膜下血腫（中村I型血腫）のことを詳しくは知らない場合もあります。

乳児期に起こりやすい理由(仮説)

専門的になりますが、乳幼児に急性硬膜下血腫が起こりやすいわけをここでご説明します。

回転力が頭部に加わると、脳と硬膜静脈洞との間に存在する架橋静脈が切れて出血が発生し、急性硬膜下血腫となります。つまり架橋静脈の具合が大きく関係するのです。

図2のように、くも膜下腔に、脳は脳脊髄液という液体の中に浮かんでいます。この脳脊髄液にも生産と吸収のバランスがあるのですが、乳児は正常でも髄液吸収力が未熟なため、くも膜下腔に髄液が貯留し、くも膜下腔が拡大しています。このくも膜下腔拡大は通常生後4カ月ごろから出現し、5、6カ月でピークとなり、1歳ぐらいで消失します。

くも膜下腔の拡大程度も個人差がありますが、拡大の程度が大きいと、当然静脈は伸展傾向です。伸展していた静脈は、より弱い外力でも切れて、急性硬膜下血腫が発生します。静脈の形状から、後方ついで前方への揺れで血管は切れやすいようです。

このくも膜下腔拡大の発生時期と、赤ちゃんがたどたどしく動き出して後方へ転

倒することも多い時期がちょうど一致するために、乳幼児急性硬膜下血腫（中村I型血腫）は生後6カ月から10カ月ぐらいまでの乳児に一番発生しやすいことになります。

　なお、くも膜下腔の拡大の程度は統計によると男児に目立っており、乳幼児急性硬膜下血腫が男児に多いこととも相関すると考えます。

　また、乳幼児急性硬膜下血腫では、血腫内容の性状が凝固血ではなく、血性の液体状であることが多いのですが、

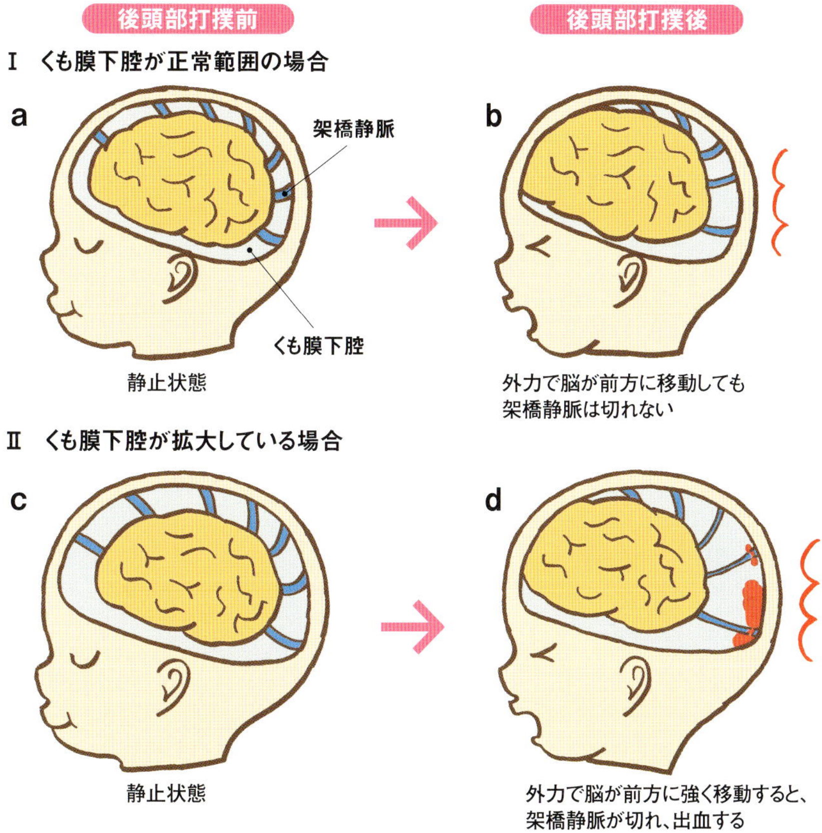

後頭部打撲前　　　　　　　　　　**後頭部打撲後**

Ⅰ　くも膜下腔が正常範囲の場合

a 架橋静脈　くも膜下腔
静止状態

b
外力で脳が前方に移動しても架橋静脈は切れない

Ⅱ　くも膜下腔が拡大している場合

c
静止状態

d
外力で脳が前方に強く移動すると、架橋静脈が切れ、出血する

【図2】**くも膜下腔拡大と乳幼児急性硬膜下血腫の発生との関連**
架橋静脈が切れる場合（Ⅱ-d）には、架橋静脈が硬膜内に存在する硬膜静脈洞に流入する直前の部分（最も頭蓋骨に近接する位置）にて切断されるか、または静脈壁に亀裂が入り出血する。この部位はくも膜下腔内ではなく、くも膜の外側に位置するために、出血はくも膜下とはならずに硬膜下血腫となる。

この理由は拡大したくも膜下腔から髄液が硬膜下血腫内に流入するためとされています。この点もくも膜下腔拡大が基底にあることを裏付ける証拠の一つと考えられています。

児童虐待による急性硬膜下血腫

近年、児童虐待が日本でも増加してきており、悲惨な事件が全国で起きており、マスコミ報道が絶えません。

児童虐待には身体的虐待、ネグレクト、心理的虐待、性的虐待の4種類がありますが、虐待された子どもの生命に最も大きく影響するのが、身体的虐待のうちの頭部外傷です。このため児童虐待では、常に頭部外傷があるかないかを見逃してはならないと言われています。

児童虐待で最も頻度が高いのは急性硬膜下血腫です。この原因は、乳児の胴体を両手にて抱えて、強く前後に揺すった結果、頭部に強い回転力・剪断力が加わり、架橋静脈が切れるとともに、脳実質に損傷が加わり発生します。乳児を前後に強く揺さぶったために起こることから「揺さぶられっ子症候群」、英語では「shaken baby syndrome（SBS）」とも言われています。頭部CTやMRIの検査では、急性硬膜下血腫に加えて、脳実質損傷の結果同時に起きた強い脳腫脹が発生していることがわかります。

症状としては、多くの例では揺さぶられた直後から、意識障害、けいれん発作、嘔吐などが認められ、両側の眼底検査をすると高率（80-90%）に高度の眼底出血が認められます。揺さぶられっ子症候群の場合の眼底出血は極めて多数で、数えられないくらい多く、眼底出血の発生範囲も広範囲なことが特徴です。

全身骨のレントゲン検査をすると頭蓋骨、肋骨や四肢骨などに微細な骨折が認められることもあります。

比較的軽症の場合には、軽度の意識障害（傾眠傾向）、嘔吐、不機嫌などが認められ、乳幼児急性硬膜下血腫（中村Ⅰ型）と同様の似た症状が認められ、症状の上からでは両者の区別が困難なことも多くあります。

虐待による急性硬膜下血腫の治療成績は不良であり、多くは高度の発達遅滞、運動麻痺、てんかんなどの後遺症が残ります。

なぜ乳幼児急性硬膜下血腫（中村Ⅰ型血腫)は虐待とまちがわれるのか?

上記のように乳児に発生する急性硬膜下血腫には、家庭内での軽いケガによる乳幼児急性硬膜下血腫（中村Ⅰ型血腫）と虐待による急性硬膜下血腫（揺さぶられっ子症候群）とがあります。この両者は、診断後の医学的・社会的な対応が全く異なるため、厳密に区別し、治療方針を決定しなければなりません。しかし、症例によっては症状やCT、MRI

などの画像診断所見が似ているために、医学的には鑑別診断ができないことも多くあります。この場合には、家族の方からの情報が診断のために極めて重要ですが、両親のどちらかが虐待をしている本人であると、正直に状況を話してくれていない場合もあります。

　家庭内で起こるケガを、両親や家人以外の第三者が直接目撃している場合はほとんどないため、等しく「虐待の疑いのある例」として対応され、病院内の検討会を経て、児童相談所に通告し、さらに不明の因子がある場合は児童相談所から専門家に相談（セカンドオピニオン）して、虐待例を見逃さず、子どもの安全を確保しようとしています。たとえ両親が転倒事故による外傷が原因であると説明しても、近年では病院が自ら診断することはなく、児童相談所に通告し、専門家の調査を受けるように、厚労省が指導しているのが現状です。

　このような医学的社会的背景から、両親の説明には不審な点がないとしても主治医は児童相談所への通告と調査依頼をすることが多くあります。

　児童相談所の調査の結果、急性硬膜下血腫の原因が両親のどちらかによる虐待行為かもしれないという疑いが少しでもあると判断されると、子どもの安全を確保するために親子分離され、子どもは児童相談所の一時保護下におかれ、病院を退院後は乳児院に収容されます。

　子どもが一時保護された場合には、子どもの安全が確認されない限り、帰してもらえません。

　急性硬膜下血腫が家庭内での事故により発生した場合（乳幼児急性硬膜下血腫の場合）には、この対応はまちがいであり、両親の人権は著しく侵害されたことになりますが、判断のまちがいであることを納得してもらうには不幸にも数カ月以上を要することも多くあります。

　児童相談所の対応判断には、セカンドオピニオンを要請した専門医師の診断結果が大きく影響しますが、現在、日本では虐待に詳しい専門医の数は極めて少なく、乳幼児急性硬膜下血腫の臨床経験やその長期治療成績をよく知っている専門医はさらに少ないのが現状です。これが大きな弊害を生む原因となっています。

　したがって、今後は質の高い専門医を多数、早急に養成することが重要ですが、時間を要することです。

　さて、家庭内での軽い頭のケガもたいていはなんでもないのですが、ときには、急性硬膜下血腫を合併して、治療しないといけないこともあります。同時に虐待を疑われた介助者（親）は、不可解で人権無視の扱いを受けるかもしれません。

　まずは両親が日常生活のうえで充分注意して、この時期の子どものケガを予防することがとても大切なことです。

21

3章 入院した乳幼児急性硬膜下血腫の6つのケース〈軽症から重症まで〉

まさか家の中で、頭の中に出血するようなケガをするなんて、とお思いでしょうね。そんな目には遭いたくありませんが、事故は「まさか！」というときに起こっています。他人事ではありません。

軽いケガから

第2章の「家庭内で起こる乳幼児急性硬膜下血腫について」では、乳幼児がどうやって頭を打つのか、事故と虐待はどこが違うのかなどを説明しました。

ここでは筆者たちが関わった事故のケースを6例、マンガにしました。軽症が4例、重症が2例になっています。

ストーリーは赤ちゃんのご両親から聞いたことや医師の体験を忠実に再現し、母親からの報告の形にしました。

登場する赤ちゃんの年齢は6カ月が1人、8カ月が3人、10カ月が2人で、みんな男の子です。

どんな時間に、どんなことが原因で事故が起こったか？

そのとき、親はどう対処したか？

医師はどういう対応をしたか？

赤ちゃんはどうなったか？

児童相談所はどう関わってくるのか？

事故後の病院での生活は想像できても、このケガに付き物の「虐待か事故か」という厳しい目にさらされることや児童相談所の介入がどんな内容かは、きっと未知の世界でしょう。

きっと、ハラハラしてくることと思います。明日はわが身かもしれません。

いつ頭を打つかわからない乳幼児です。どうしたら、こういう事故を防げるか、シミュレーションしてみてください。

詳しい解説は30ページからになります。

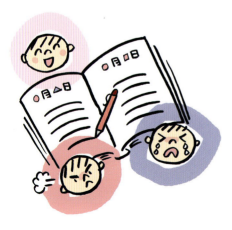

ケース1 低位落下で危篤の手術例。通告された児童相談所でも虐待は否定

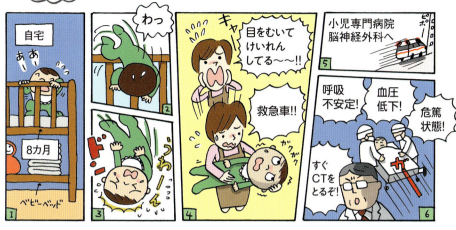
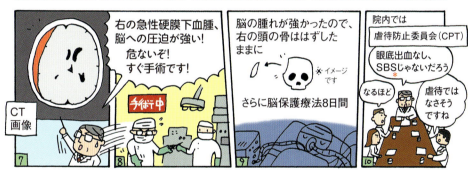
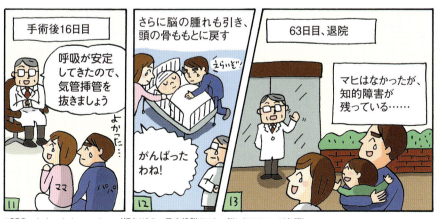

＊SBS=shaken baby syndrome（揺さぶられっ子症候群のこと。詳しくは20ページ参照）

ケース2 低位落下の軽症例。
児童福祉司の自宅訪問2年

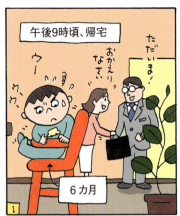
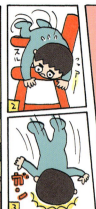
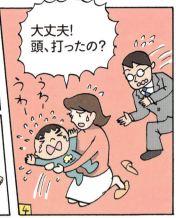
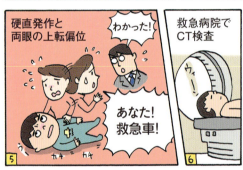
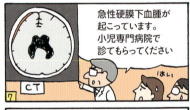
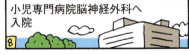

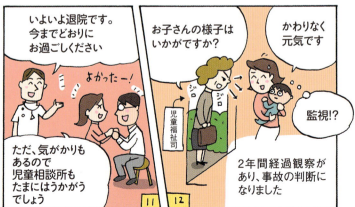

ケース3 兄弟衝突での転倒、軽症例。保健師さんからときどきの助言

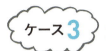
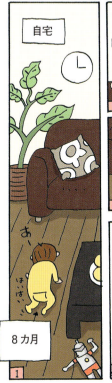
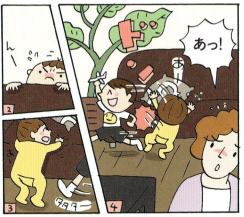
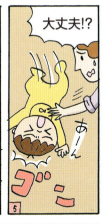
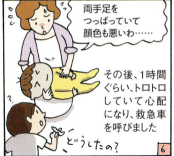
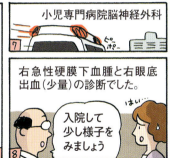
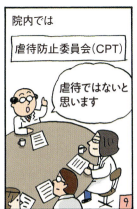
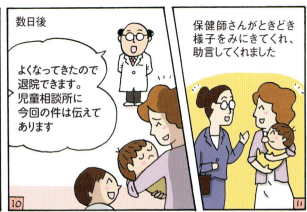

ケース4 座位から転倒、重症手術例。児童相談所は虐待否定

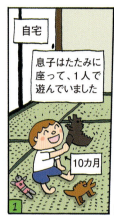
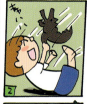
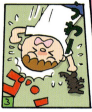
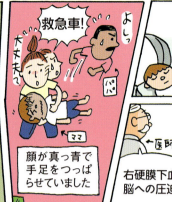
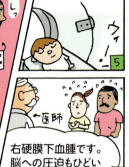
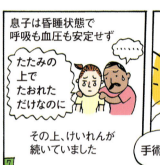
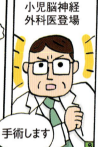
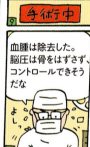
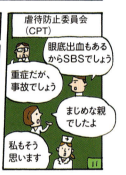
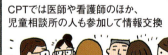

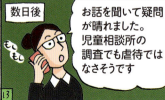
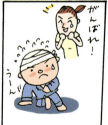
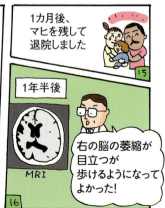

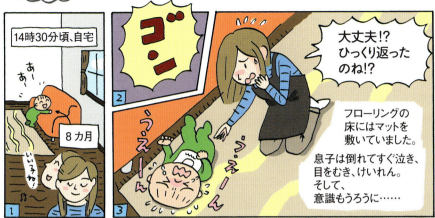
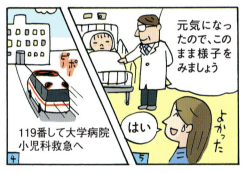
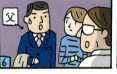

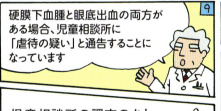
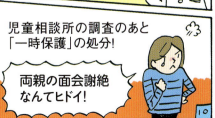

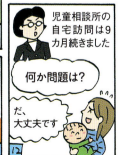

ケース6 転倒に目撃者3人の軽症例。SBS疑いで13カ月の過酷な行政処分

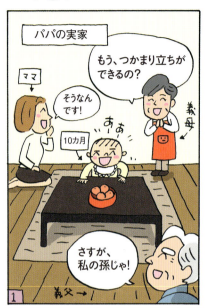
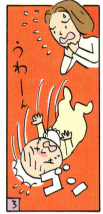
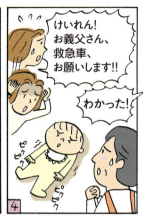
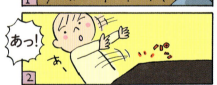
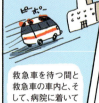
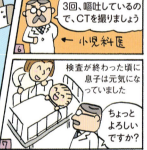
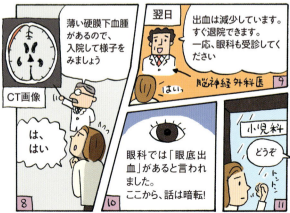
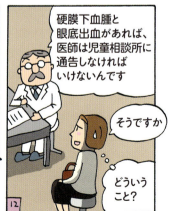

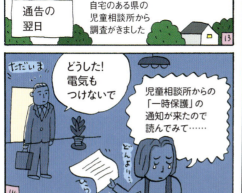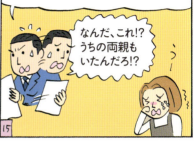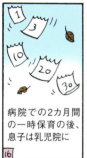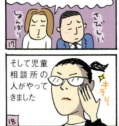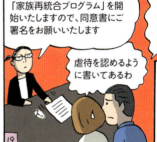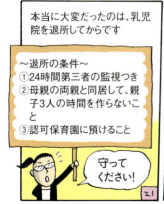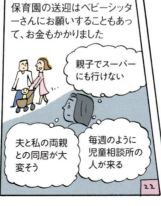

解説 入院した乳幼児急性硬膜下血腫の6例について

家庭内で起こる乳幼児急性硬膜下血腫の6例を漫画でごらんいただきました。その一つずつをみていきましょう。

症状の重い軽いはありますが、全例同じ病名「乳幼児急性硬膜下血腫」です。最初の4例の親たちは病院におおいに感謝していますが、あとの2例は病院の扱いに抗議しています。なぜでしょう。

事故の内容はベビーベッド・子ども用椅子からの転落が1人ずつ、お座りからの転落が1人、つかまり立ちからの転倒が3人でした。不注意もあるかもしれませんが、家の中の普通の生活でのできごとです。おおげさなことは何も起こっていません。

5人は後頭部打撲で、1人が前頭部打撲でした。ケガをした乳児の年齢は6カ月が1人、8カ月が3人、10カ月が2人で、全員が男の子です。

5人は、ケガのあとすぐにけいれんが起こったので、救急車を呼んでいます。1人は眠りがちであることに気づいて受診しています。全員がCT検査を受け、入院しています。

また、全員が眼底の検査をし、眼底出血は5人にあり、1人にはありませんでした。

全員、急性硬膜下血腫が主病変で、血腫が薄かった乳幼児に後遺症はなく、血腫が厚かった2人は、知能障害やマヒを残しています。その後に外傷の再発はありませんでした。

実は、日本の脳神経外科の医者にとって、1980年代になるまで、外傷は致死率が高く、後遺症もなく救命することも困難なことでした。CTが普及しだして、早い診断と治療が可能になりました。手術が必要な場合は、早ければ早いほど、予後がよいという認識がありました。

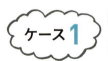

ケース1　8カ月の男の子　ベビーベッド　後頭部　父母　けいれん　眼底出血なし　手術　CPT　知的障害

ベビーベッドからの落下の直後にけいれんを起こし、小児専門病院に入院しました。危篤状態だったのは、硬膜下血腫の量が多く脳を圧迫する程度が強かったためです。このような場合、血腫側の脳は血腫を取った後にものすごい腫脹を起こすので、そちらの頭蓋骨は減圧のために外しておき、落ち着いてから戻しまし

た。同時に脳を保護するため、低体温療法を行いました。一方、院内虐待防止委員会は会議を開き、虐待の可能性を否定しましたが、重症だったので、一応、児童相談所には通告しました。特別、児童相談所からの処分はありませんでした。重症だったので、残念ながら知的障害が残りました。

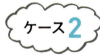
`6カ月の男の子` `子ども用椅子` `父帰宅時` `前頭部` `けいれん` `眼底出血` `児相福祉司` `訪問2年`

　子ども用椅子から落下し、前頭部を打ちました。大泣きの後、すぐ硬直発作があり、救急病院へ。CT検査で急性硬膜下血腫が発見され、小児脳神経外科医のいる公立病院を紹介され、入院しました。眼底出血もありましたが、経過は順調で1週間で退院しました。虐待防止委員会では虐待の可能性は否定されていましたが、児童相談所に連絡をとると、児童福祉司が2年間、たまに自宅を訪問することに。まったく虐待ではなかったという報告でした。

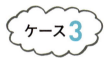
`8カ月の男の子` `ソファ` `つかまり立ち` `兄弟衝突` `後頭部` `傾眠傾向` `眼底出血` `CPT` `児童相談所` `保健師訪問`

　はいはいからソファにつかまり立ちしていたときに2歳の兄がたまたまぶつかり、後頭部をフローリングの床にぶつけてしまいました。その後、1時間くらいトロトロしていて、心配になり救急車で小児専門病院に。そこで、薄い急性硬膜下血腫と少量の眼底出血が発見されました。虐待防止委員会では、虐待ではないという判断でしたが、児童相談所には通知され、その後、保健師さんがときどき助言に行っていたそうです。後遺症はありませんでした。

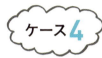
`10カ月の男の子` `たたみに座っていて後頭部打撲` `けいれん` `眼底出血` `CPT` `児童相談所` `マヒ`

　たたみの上できげんよく遊んでいたのに、そのまま後ろに倒れ、けいれん発作が起こりました。CT検査では急性硬膜下血腫の程度が強く、全身状態も悪いと言われましたが、緊急手術で一命をとりとめました。入院時の状態が悪く、血腫

側の脳萎縮が顕著で、マヒがありましたが、歩行は可能になりました。眼底出血があり、虐待防止委員会ではSBSの可能性を疑う医師もいました。児童相談所には重症なので通告されていました。さらに虐待防止委員会に児童相談所も参加し、情報交換もしていました。結果、児童相談所は虐待を否定しました。

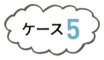

ケース5　8カ月の男の子　つかまり立ち　後頭部　けいれん　CPT　眼底出血　一時保護

病院到着前に元気になっていたので、医師は積極的にCTを勧めませんでした。

しかし、ひきつけや意識障害が最初にはあったのですから、CT検査のガイドラインからは検査すべきケースでした。異常が見つかり、最初の数日は入院していることで両親は安心だったことでしょう。

しかし、2週間の入院は、乳児の経過観察のためではなくて、児童相談所の一時保護のためでした。この期間の調査で「虐待の可能性」は、ひとまずは否定されたので、自宅に戻れたのです。しかし、児童相談所の「念のための家庭訪問」が続き、両親はいつまでも容疑者扱いされていると思ったそうです。

名誉毀損で訴えたい気持ちになっても当然です。しかし、入院先の病院が、「そんなケガで出血するはずがない」という立場で、児童相談所に通告していたのです。この場合、病院の医師の判断を変えるしか、状況を変える道はありませんでした。

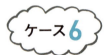

ケース6　10カ月の男の子　つかまり立ち　母と祖父母　後頭部　けいれん　眼底出血　一時保護　乳児院入所

赤ちゃんはけいれんを起こしたり、吐いたりしても、すぐ元気になっています。

CT検査では頭の中への出血も少ないことが判明し、翌日の写真をみて、脳神経外科の先生がまもなく退院と言ったくらいの症状の軽さだったのです。

ところが、眼底出血があるとなれば、SBSだと言われて、「虐待」の扱いです。一時保護の病院は付き添い可能であったので、2カ月間、この両親（父親は育児休暇を利用）は24時間付き添ったそうです。その後、移った乳児院は処遇に同情的でした。面会時間に規定があり、毎日泣き別れていたそうですが、親としては、子どもにケガをさせたのだから、「安全義務違反」と言われれば、ぐうの音も出ないところだったのでしょう。

でも、子どもは大人が3人いる中で、

後ろに倒れたのです。明らかに第三者が見ている中の事故です。このように証人や目撃者がいるのに、確かめられもしていないのは、病院のミスであり、引き継ぐ児童相談所のミスです。おざなりな対応と言わざるをえません。

ケース5と同じように、SBSと似た症状を持っているというだけで、法治国家とは思えない無意味で有害な行政処分（税金の無駄遣い）が下りたわけです。ケース5と乳児の症状は同じくらいなのに、乳児院入所にまでなって解除までに13カ月かかっています。すべては児童相談所の一存です（34ページにも解説あり）。

虐待の可能性があれば通告

米国に30年遅れて児童虐待対策が始まった日本では、2000年頃から病院内に虐待防止委員会（CPT）を設置し、虐待の因子の有無を検討していました。乳幼児の頭部外傷の主要部病変に急性硬膜下血腫が見つかり、虐待か事故かの鑑別が必要だったからです。

最初の4例はみな病院内の虐待防止委員会（CPT）を経由し、「虐待とは思わない」という判断付きで児童相談所に通知しています。さらに児童相談所の判断も虐待ではないということで、一時保護にはなっていません。しかし、赤ちゃんの安全確認というカタチで、児童相談所は児童福祉司や保健師による自宅訪問をしばらく続けました。

危篤状態で専門病院に運ばれたケース1は、緊急手術や脳を保護する治療などで助かりました。なお、後遺症として、マヒや知能障害を残しています。

ところが、ここ10年あまり、急性硬膜下血腫があるとすぐに、病院から児童相談所に通告され、赤ちゃんは一時保護になり、元気になっていても乳児院に入所となるケースが増えてきています。

両親が家庭内のケガの様子を担当医に説明しても信用されず、虐待の疑いがかかっているのです。

なぜ、こんなことが起こるのでしょうか？

虐待防止が叫ばれる時代になり、死亡率が高く、後遺症も重い「虐待による頭部外傷」については、より早い診断が要求され、厚労省は「診断の手引き」（平成25年）を発行しています。中でもSBS（揺さぶられっ子症候群）の診断は、3徴候（急性硬膜下血腫、眼底出血、脳腫脹）を手がかりにしています。

米国医学に追随する日本の小児科医の多くが「低いソファやベッドからの転落やつかまり立ちからの転倒でこんなひどいことが起こるはずはない」「虐待する人はウソの供述をする」という考えに支配されているので、「家庭内で起こる乳

幼児急性硬膜下血腫」を認めません。

　国内の脳神経外科医の多くが、認めているにもかかわらずです。

　最初は虐待防止委員会（CPT）で虐待と診断すると、児童相談所に通告するシステムでしたが、そのうち「虐待の可能性がある」だけで通告するシステムになりました。そこで、ケース５、６のような、誠に人権蹂躙、不可解な行政処分が横行しだしたのです。

　「事故による乳幼児急性硬膜下血腫」をはっきり認識し、区別していないと、冤罪が頻発します。専門家としては、いかに虐待でないことを証明するかに専念すべきと考えています。

　ケース５の場合、もしCTを撮っていなかったら、どうなっていたでしょう。その後、けいれんも後遺症もなかったようなので、経過観察ですんだのかもしれません。その場合でも医師は「入院して経過をみましょう」と答えたはずです。

　救急体制が完備され、簡単に医療を受けられる日本では、欧米よりはるかに軽いケースが発見されていることはまちがいのないことです。

　ケース６も同じく、軽症の経過を脳神経外科医に診断されながら、SBSと診断した小児科医によって通告されています。３人の目撃者のことは一顧だにされぬままに。一時保護２カ月の後、虐待はしていないのに、児童相談所のペースで「入所措置」となり乳児院４カ月、その

後「家族再統合支援プログラム」と続きました。児童相談所への弁護士の同行やセカンドオピニオンの提出も受け流され、ひたすら忍従の日々でした。

ケース6のマンガから親子関係再構築支援について

　親子分離の措置の後、児童相談所は次の業務として「親子関係再構築支援」を行います。ケース６をみていきましょう。

　子どもに一時保護や施設入所が実施されているときに、両親には「保護者指導（親子関係再構築支援を含む）」が同時に実施されます。行儀見習いのようなものですが、この間の行動も観察されているのです。

　次いで、児童相談所による「施設入所措置の休止・解除」があります。そのあとは、「児童相談所による助言・カウンセリング」もついてきます。

　そして、ケース６のマンガ、21コマ目のように退所の条件が示されます。
１、24時間第三者の監視つき
２、母親の両親と同居して、親子３人の時間を作らないこと
３、認可保育園に預けること（行政処分なので、認可保育園には自動的に入園できる）
　その制約のため、祖父母のどちらかの協力がなければ、保育園の送迎にベビーシッターを頼む必要があり、金銭面で

の負担と人間関係の軋みを生みました。親子3人での買い物や行楽はできませんでした。毎週、児童福祉司の家庭訪問もありました。

次の段階が、児童相談所による定期的な連絡・訪問、相談支援で、地域の関係施設とも連携しながらの対応が続きました。これを経て、13カ月目に"親子の再統合"がようやく終わりました。

司法で裁かれているわけではありませんが、この制約は保護者にとっては、不可解な罰を与えられていると感じる以外の何物でもなかったはずです。

現場で何が起こっているのか ―関係者の声から― 藤原一枝

ケース5、6を、児童相談所の関係者に見せると、異口同音に「信じられないような"手厚い扱い"ですね。乳児院はいっぱいで、簡単には入れないのに」という反応が返ってきます。ネグレクトが激しく、すぐにでも保護してもらいたいと思う児童を抱えて、職員は常にやきもきしているそうです。

「命に直結する」とはいえ、頭部外傷の子どもの扱いが、症状の重い軽いに関係なく、「一様に特別扱いである」と受け止められました。その通りだと思います。

児童虐待に詳しい医師に刑事事件の扱いをたずねていると、「私が関与した警視庁や今まで協力した県警の事例では、軽症な人は対象にはしていませんでした。問題なのは虐待を起訴する絶対的基準が、県警やその時の警察署によってマチマチということだと思います」と返ってきました。児童相談所においても、基準はマチマチなのかもしれませんね。

さらに続けて、「医療機関が児童相談所をプッシュする形で、警察に"刑事告発すべき"と伝える症例の規準は、"不可逆性の障害"を持ったかどうかです。一方、軽症であっても『虐待の事実なんてないです』と言いはる母親は、再発の可能性が高いと見なされ、母子分離させられ、虐待を認めない

限りはその親に返しません」とも言われ、虐待専門医の断定的な姿勢に驚きました。冤罪は視野にないのでしょうか?

2018年6月の小児神経学会の抄録の中にも、別の専門家の強い口調を発見しました。

「どんなに善良そうに見える両親や保護者であろうとも、ケガをした子どもを見たわれわれ医療者が"少しでも虐待の可能性はないだろうか?"と毎回疑わない限り、小児虐待の発見は前進しないのである。また、医師は児童福祉法25条により、被虐待児(疑いを含む)を診療した場合には児童相談所に通告する義務がある。疑いがあれば通告しなければならないのであり、虐待でない可能性があるからという理由で通告しないのは厳密には違法である」というのです。

専門家のこのような教育が行き届き、ふつうの小児科医は、開業医であれ、病院勤務医であれ、「見逃してはいけない」と洗脳されていると感じることがあります。

マスコミが報道する個々のケースには痛恨の極みがありますが、児童虐待の専門家が掲げる「チャイルドファースト、法令順守」の陰で親の権利や親子の時間など、見逃されたり、失われたりするものも大きいようです。

議論は足りません!!

4章 もし、子どもの頭部外傷であなたが虐待を疑われたら?

子どもが頭を打った! 病院に行って診断してもらったら、虐待を疑われ、一時保護という処分が科せられそう、ということはありえます。その流れをまとめてみました。

一時保護までの流れ

1 子どもが入院した病院が、虐待防止委員会（CPT）で「虐待の可能性がある」と診断します。

2 病院は法律に準じて児童相談所に<u>通告</u>します。

3 居住地管轄の児童相談所が48時間以内に調査に現れ、面接・観察・生活環境調査・照会などを行います（必要に応じて、出頭要求、立入り調査、臨検・捜索の実施も）。

4 児童相談所は、通告受理以後いつでも、「児童に危険の『可能性』がある」と判断すると、<u>行政処分</u>として「<u>一時保護</u>」の指示を出します。

> **一時保護とは**…児童相談所所長の権限で有無を言わさず通知する処分です。子どもは自由に自宅には戻れず、時には養育者に面会制限がかかったり、保護先などの居場所を伝えないこともあります。

5 入院中の病院が児童相談所から<u>一時保護</u>を委託されます。

6 さらに児童、保護者、家庭環境などを、社会・心理・医学・行動面などにわたって評価し、判定会議で総合的判定・援助方針の決定をします。

院内虐待防止委員会（CPT）

被虐待児の対応について、複数の専門家（小児科、脳神経外科、救急科、整形外科、眼科、放射線科医、看護師、医療ソーシャルワーカー、事務、院長など）からなる院内虐待対策委員会などの虐待対応チームChild Protection Team (CPT)あるいはChild Abuse Prevention System (CAPS)が会議を開きます。児童虐待の診断や通告するか否かなどを合議のうえで判断し、病院から児童相談所への通告や警察への連絡などを行います。

CPTの役割は、病院が責任をもつことで医師個人の負担を削減し、病院内の虐待対応の知識を結集して検査のもれを少なくすることや、他科や院外との連携をスムーズにすることにあります。なお、虐待であることを確定的に診断する必要はなく、「虐待の合理的疑いを持つ場合」には、組織的対応で児童相談所に通告します。

*下線部分の用語解説は39ページに

判定会議で虐待を疑われると……

1 2カ月で処遇が決まる

普通は最大2カ月の一時保護の間に、児童相談所は調査・分析を深めて、判定会議で子どもの処遇を決めます。

虐待なしは、直ちに「一時保護解除」となります。

児童相談所援助の対応には、「保護者への指導」（家族再生プログラム）があり、「助言指導・継続指導・児童福祉司指導・児童委員指導など」があります。これらは一時保護が短期だった家族にも適応されます。

2 虐待ありと認定されると施設に

虐待ありと認定されると、親子分離のため施設入所措置となり、児童福祉施設入所、乳児の場合は乳児院入所となります。

面会回数や退所もすべて児童相談所の決定によります。

しかも虐待を認めない親にさえも、入所承諾書が必要で、その中には「虐待を認める」という文言があり、人権無視の悔しい思いをせざるを得ません。

3 親権剥奪状態での施設入所措置

児童相談所は、施設入所の同意書に署名を求めますが、親が拒否した場合は、「28条申し立て」を行い、家庭裁判所がそれを認めた場合は、親権剥奪状態での施設入所になります。

4 家庭裁判所に不服申し立てができる

一時保護であれ施設入所であれ、不服があれば、家庭裁判所や児童相談所を設置している自治体の長に2カ月以内であれば、不服申し立てができます。

家庭裁判所が審判を担うとはいえ、不服が認められた割合は極めて低いものです。

少なくとも半年くらいの期間と、経費がかかります。

家庭裁判所の評価基準も不明であり、いわゆる証拠固めの困難さと、精通した弁護士をみつける困難さで、瞬く間に2か月が経ち、冤罪でありながら、泣き寝入りのケースが多いのが現状です。

しかし、今後は行政訴訟が増えていくことが予想されます。

親子分離！
家族は半狂乱、
どうしますか？

「虐待をした覚えはまったくない」という一点をくり返し、児童相談所の職員に説明しても聞き入れてもらえません。

不満や抗議を口にすると、「うるさい親だ」、「クレーマーだ」と心証を悪くするだけで評価内容が充実するわけではないようです。

育児環境がよいこと、家族関係がよいこと、地域住民との関係がよいこと、かかりつけの小児科や保健所・保育園などとの良好な関係などが証明されていけばいいとお考えでしょうが……ダメです。判定会議の基準をクリアするしかないのです。

虐待の根拠が36ページの「6」の医学診断が重きをなしている場合は、児童相談所は医師の診断に依拠・依存していると言えるので、くつがえすことは大変困難です。

誤って親子分離が行われることを防ぐには、どのような手立てがありますか?

残念ながら、手立てはありません。

こちらがいい人であろうが、悪い人であろうが、児童相談所が一方的に決めて通知してくるのです。評価基準が示されず、何が問題だったのかも示されません。しかも、入院中となると、児童相談所が『子どもの命が優先だ』と判断して、親の同意がなくても強制的に子どもを引き離す「職権一時保護」となります。予告はなく、逃げようがありません。

通知が来たら、従うしかないのです。

児童相談所は「子どもの安全」という錦の御旗を掲げていますが、自分たちの判断がまちがっているなどとは露ほども思っていません（米国などでは児童相談所が一時保護した後に、その判断が妥当だったかどうかを裁判所が判定する仕組みになっていますが、日本にはありません）。

見当違いであり、不当であり、冤罪であると思ったときは、もう事後でしかありませんが、2カ月以内に、「不服申し立て」を家庭裁判所か児童相談所を設置している自治体の長にすることができます。ただ、今までの実績をみると、まっとうに交渉して成功した例は極めて少ないようです。家庭裁判所の認容〈児童相談所支持〉約8割、不服取り下げ約2割弱という状況です。つまり、この窓口は

あっても、機能していないのです。

もし、不当に親子分離された方がいらしたら、忠告は一つです。くれぐれも、目の前の児童相談所職員にクレーマーと思われないこと、です。ご機嫌をとる必要はさらさらありませんが、お子さんは「人質」に取られていて、その処分の解除は同じ人物たちが握っているのですから。クリアすべきは、児童相談所が望む「環境づくり」「生活態度」「子どもへの対応」などを整えることです。個人でもできますが、弁護士の力を借りると効率的かもしれません。なお、不服申し立てが困難な理由は、「不服申し立て」をすれば、児童相談所の心証を悪くして、子どもや今後の処遇に悪影響があるのではないかという躊躇がありますし、一時保護の根拠や期間が明らかにされていないのに、即、弁護士に相談できる人は少ないという事情があるからでしょう。子どもの病状を心配しながら面会に通う2カ月のうちに、児童相談所は入所措置を進めています。しかも、裁判は2、3カ月から半年かかり、判決が出るまでは一時保護の延長扱いなので、親子分離期間が継続されています。弁護士費用もかかります。

"行政による一時保護"の妥当性を、初期に"司法"がチェックすべきです。

用語をチェック!

病院からの通告

2004年10月以前の「虐待であれば」という文言が、「虐待の可能性があれば」に変わり、児童相談所に通告の義務があることになっています。

行政処分

この場合、児童相談所の一方的な意思によって公法上の法律効果(権利の制限や義務や処分)が生じるものを指します。

一時保護委託

委託場所には、警察署、児童福祉施設、医療機関、里親・保育士・教員などの私人があります。

承諾書(同意書)

子どもの施設入所の承諾書ですが、前提として「虐待があったことを認める」という条項が含まれていることがあります。

児童相談所構成メンバー

所長／主任児童福祉司／児童福祉司／児童心理士／医師・保健師／弁護士／(民生・児童委員、主任児童委員)

不服申立て権

児童相談所の処分に関して、家庭裁判所などに不服を申立てることができるのは、処分から60日以内です。

子供家庭支援センター(コカセン)

区市町村の子供家庭支援センターは、児童相談の第一義的窓口として、児童虐待に対して児童相談所と連携して取り組んでいます。児童虐待が認められるものの在宅での支援が適当と判断される家庭や、児童虐待により児童相談所が一時保護または施設入所措置などを行った児童が家庭復帰したあとの家庭への支援など、地域に身近な相談窓口として、児童虐待の早期発見と再発防止が任務です。

家庭裁判所

親権停止・親権取り上げ・停止の解除・返却を行います。

施設入所措置

親子分離が必要であると児童相談所が認めた時、原則2年間の施設入所となりますが、親が同意しない場合、児童相談所は児童福祉法28条1項の「施設入所の承認申立て」を行い、認められると親権を失う措置です。

家族再生プログラム(家族再統合支援プログラム)

家庭復帰への取り組みとして、親への指導がメインです。児童福祉施設から家庭復帰が見込まれる事例の中で、①親に「自分の子育てが不適切であった」との自覚があり、②もっと上手に子どもに関わりたいという意欲があり、③虐待をしたということを認めているといったプログラムへの動機付けが可能な場合に進めます。

セカンドオピニオンとは

　児童相談所が行う「セカンドオピニオン」とは、通告元の医療機関に、セカンドオピニオンの制度について説明し、頭部CTやMRI、眼底写真、全身骨撮影などのデータをコピーしてもらい、それを"専門家（嘱託の医師）"に提供して、「事故か虐待か」の判定をしてもらうことです。複数の専門家に当たることもあります。その結果と児童相談所の独自の調査結果が、一時保護や入所措置の根拠になります。セカンドオピニオンの結果は、通告元の医療機関や養育者にも伝えることを原則としているそうですが、ほとんど伝えられていないのが現況です。

　一般医療機関からの通告のハードルが低い（なんでも通告する）と、「事故か虐待か」についての児童相談所の責任は大きくなり、冤罪になる率は上がるかもしれません。

　そして、専門家の質も問題です。当然ながら、正しい情報がなければ、正しい判断はできないわけですが、それに加え、正しい検証ができる能力があるかどうかも問われます。なんとか白黒をつけなければならないという精神的負担に、処罰本能や権威が頭をもたげると危険です。複数の専門家が一堂に会しての討論なども必要なはずですが、その場はないままに、白黒が決められてしまうことも少なくないのです。

　専門家の鑑定は、医療行為の一部としてなされるべきで、いい加減な鑑定をする者は、医師免許を失うという代償を払ってしかるべきで、日本でも専門家の鑑定書をオープンにすることは必要です。

　虐待を疑われている当事者が、独自にセカンドオピニオンを求めるのは、専門家の意見を聞くことで、より納得した原因探求（実際は虐待を否定し、事故を証明する）を求めるわけですから、主治医に話して他医への診療情報提供書やレントゲン写真などの資料を作成してもらう必要があります。意見を求められた医師が、これまでの治療経過や病状の推移を把握しないことには適切な助言をすることが難しいからです。しかし、その医師を探すのはなかなか困難です。児童虐待関係に特化した相談窓口はないので、多くの場合は自分で医師を探し、個人的に依頼するか、弁護士を通じて依頼するかになります。

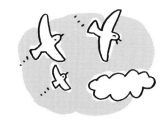

Column

疑われている育児

幼児2人の母親である30代の女性から、「つかまり立ちで後ろに倒れるとか、ソファによじのぼって落ちるとか、わが家でも何度か肝を冷やしたことがありますが、時に大変な結果につながって、それが一律に虐待を疑われてしまうとなるとおそろしいことだと思います」という話を聞きました。

ほかの3歳児の母親から聞いた話は、時代を反映した本当にコワい話でした。

子どもがケガをして病院に行ったら、看護師がこう言ったというのです。

「こういうこと（ケガ）が3回あったら役所に連絡しますよ」

母親の立場になると、「えッ？ それって、私が虐待しているってこと?? こんな病院には、もうかからないわ」になります。

子育てへの共感や大変さへの同情もなく、「アンタ（看護師）は児童相談所の回し者か？」「わが子は国家にさらわれるかもしれない」と感じさせる言動に腹を立てています。

本当に病院にかからないといけないときに、どうしたらいいのでしょう？

開業する小児科医から聞いたのは、子ども2人の30代の母親の話です。

長女に少し発達の遅れがありました。育児の心得やテクニックは十分に持っていたのですが、第二子である5カ月の長男をバウンサーに乗せて離乳食をあげている途中、長女に気をとられて、長男がひっくり返ったそうです。

心配性なので、19時ころ総合病院のERを受診。程度は軽く、CT検査も不要と言われたので安心したそうです。ところが帰宅しようとしたら、「こんなケースは、全部病院のケースワーカーに回します」と言われましたが、意味がよくわからなかったようです。

翌日、病院の医療相談室のケースワーカーから、「子供家庭支援センターに連絡したので、家庭訪問の連絡が入りますよ」と伝えられ、頭が真っ白になったそうです。

「疑われているのでしょうか？」とかかりつけ医に泣きつくと、世慣れた小児科医は「この人は大丈夫」と、子供家庭支援センターに連絡を入れて家庭訪問を中止させ、病院の通告の言い分は「寝返りもしないのにありえない」「注意が足りない」だったらしいということを伝えてくれました。見方によっては、懇切丁寧な育児への配慮ですが、家庭生活への過剰な介入とも感じます。

地域には「民生・児童委員」「主任児童委員」という公認のボランティアもいて、子供家庭支援センターや保健所とは別に、相談に応じたり支援もしてくれますが、児童相談所や児童福祉司と協力関係にあります。

2016年から法律で「児童相談所から求められた場合に、医療機関や学校・児童福祉施設などは、被虐待児童に関する資料を提供できるものとする」となっています。ですから、あなたの子どもの受診歴や相談歴は、もう十分把握されているのです。

5章 専門家はこう考える

なにが起こっていて、なにが問題なのか。
それぞれの専門の立場から児童虐待について、論文をお寄せいただきました。

「日米の児童虐待通告制度とその問題点」

長崎大学教育学部准教授
池谷和子(いけやかずこ)

東洋大学法学部卒業、同大学院法学研究科公法学専攻修了。博士（法学）。
専門は、憲法・未成年者保護法。
東洋大学法学部非常勤講師などを経て、平成25年4月から現職。著書に『アメリカ児童虐待防止法制度の研究』（樹芸書房）。

児童虐待という社会の闇

今の日本では、数多くの赤ちゃんが愛情に包まれながら育っています。ただ、ほんの一部ではありますが、子育てに関する知識がなかったり、何らかの事情で精神的に追い詰められていたり、さらには大人として成熟していない親が、赤ちゃんに暴力を振るうこともあり、時には命を落とす赤ちゃんもいます。そこで現在、日本では「児童虐待の防止等に関する法律」によって、保護者から子ども（未成年者）に対する虐待は禁止されています。

しかし、法律さえ出来れば、万事すべてが上手くいく訳ではありません。そこで今回は、日本とアメリカの児童虐待通告制度とその問題点について焦点をあててみたいと思います。何故アメリカの法制度や問題点まで紹介するのかと言えば、時として親が子どもに対して理不尽な暴力を振るっている場合がある事を、世界で最初に発表したのがアメリカの小児科学会であり、1960年代にはアメリカ各州において、1970年代以降はアメリカの連邦政府も含めて、多額の予算を組み、虐待を見つけ出そうとしてきたからです。先ほど紹介しました日本の「児童虐待の防止等に関する法律」は2000年に制定されていますから虐待防止への取り組みは、アメリカの方がかなり先輩ですし、日本もだいぶ参考にさせてもらっています。

アメリカの通告制度の問題点と日本法

そのアメリカの通告制度ですが、通告法という法律によって、医者、教師、警

Kazuko Ikeya

察官といった子どもと直接関わる専門家には、虐待かもしれない事例に出会った場合、児童保護機関（CPS）への通告義務を定め、義務を怠った専門家には、罰金、資格剥奪、場合によれば懲役刑といった罰則が科されています。そして、通告義務者は、たとえ通告が間違っていたとしても（すなわち、実際には虐待がなかったとしても）法的責任を問われないという免責も規定されています。このような制度にした理由は、家庭という密室で親が子どもに暴力をふるった場合、目撃者もおらず、虐待に気づくことが出来るのは主に子どもに日常接する専門家が頼りだと考えられてきたからです。しかし、罰則までつけて強制的に通告をさせようとする法の姿勢には批判もあります。特に、カウンセラー、宗教家、弁護士といった職務上クライアントとの信頼関係が必要な専門家にとっては、州の機関に密告することでクライアントとの信頼関係が崩れてしまうからです。

さらに「虐待の可能性さえあれば、通告を義務づける」ようなアメリカの制度では、当然ながら通告の中に冤罪の事例も多数入ってきますし、通告件数も膨大な数に上ります（最新の統計によれば、2015年には全米では児童保護機関へ約400万件の通告がなされています。これに対して、日本での児童相談所での児童虐待相談対応件数は約10万件です）。そして通告の結果、約340万件の家庭に対して調査等が行われましたが、実際に裁判所によって、虐待と認められたのは約68万3000件にすぎません。なんと、約267万5000件には虐待がなかったことが判明しています。実際には虐待ではなかった家庭まで調査をせざるを得ないアメリカの制度では、本当に緊急に助けを必要としている虐待家庭をなかなか見つけ出せない反面、無実の家庭には大変嫌な思いをさせ、時には裁判で対立することになった家族が崩壊してしまうこともあるのです。

日本の「児童虐待の防止等に関する法律」の第6条1項では、「児童虐待を受けたと思われる児童を発見した者は、速やかに、これを市町村、都道府県の設置する福祉事務所若しくは児童相談所または児童委員を介して市町村、都道府県の設置する福祉事務所若しくは児童相談所に通告しなければならない」として、特定の人間を通告義務者に指定していませんし、罰則も設けていません。日本もアメリカのように厳しい罰則付きにすれば、より児童虐待を発見しやすくなるのではないかという議論もありますが、前述しましたように厳しい罰則は新たな問題を生じさせてしまいます。

その上、アメリカでは特に、通告が膨大な数になれば、通告を受け、それを調査する児童保護機関の職員達の仕事量も多くなり、1つの通告案件にかける調査の時間はどうしても少なくなっていき

ました。さらに、調査に行く先々で嫌な顔をされ、時には危険な目にすら遭いかねないという職業の特殊性も相まって、児童保護機関の仕事は離職率の高い職種とも言われます。それゆえ、1つの通告案件が真実か（虐待が行われているのかどうか）を見極める時間が少なくなっているのみならず、虐待かどうかの見極めが可能なベテランの職員も少なくなっていますから、その結果、児童虐待の通告があったのに上手に子どもを保護出来ないうちに子どもが死亡してしまうケースもあります（そのことが「せっかく通告したのに子どもの命を救ってくれなかった」として児童保護機関の権威を失墜させ、児童保護機関が訴えられるという事態にもなったりします）。

　日本では、第1次的な相談は市町村が担当し、難しいケースは専門家として都道府県の児童相談所が扱うことになっています。しかし、市町村によっては相談にのれる専門家が確保出来ていないところもあれば、都道府県の児童相談所もパンク状態です。もし、日本でもアメリカ同様に「児童虐待を受けたと思われる」という文言で、可能性さえあれば実際には虐待がないかもしれない時まで通告をさせるということをし続けるのであれば、国が政策として金銭的援助をしつつ、市町村や児童相談所の職員、特に児童虐待相談に対して適切に対処できる専門家を大量に増やす必要があります。

あるべき法の姿とは

　さらに、日本にせよアメリカにせよ児童虐待の発見に関連して問題なのは、「児童虐待を1つも漏らさず、発見したい。たとえ実際には虐待がなかったとしても構わないので、その可能性さえあれば、どんどん公的機関に通報して欲しい」という法制度の姿勢が強すぎることです。現在の日米の大半の家庭では、虐待とは無縁です。しかし、実際には虐待などなかったのに、犯人扱いをされて調べられ、虐待と判断されて子どもと引き離されると、親も子も、心に大きな傷を負ってしまいます。

　法は本来、特に人々に不利益をもたらす状況（例えば刑事裁判）においては、真実かどうかの見極めを非常に重視しています。納得のいく証拠がなければ裁判所は逮捕令状を出しませんので、捜査を担当する警察といえども、逮捕令状なく誰でも犯人扱いをして逮捕したり、強制的な取り調べをしたりは出来ません。裁判で有罪が確定するまでは「無罪推定」を大前提とし、犯罪の証明も厳格です。これは、絶対に、たった1人でも冤罪を出したくないという法の表れです。

　ただし、児童虐待に関しては、刑事裁判のように厳格ではありません。福祉というキーワードで、どんどん家庭に介入することこそが「子どものため」という錯覚を生じさせてしまっているように思え

ます。現在の社会では、子育てを家庭にまかせている以上、むやみに親を犯人扱いすることは、逆に子どもの居場所を侵害しているという認識は持ってほしいところです。

今後の日本における改善点

　以上のような日米の通告制度における問題点を踏まえ、今後の日本の国全体における児童虐待通告制度に関連して、改善していく方向性としては、次の4点が挙げられます。

①「虐待」や「通告制度」というワードだけを周知するのではなく、「親が子育てにおいてしなければならないことは何か」や「周りの人や地域の人、そして国や地方自治体は、親の子育てにどのように関わることが出来、その手助けが出来るのか」ということを、根本から考えさせ、何故虐待が問題なのかという議論を活発化させるような政策をすることです。人々の理解が深まれば、むやみに虐待扱いをする通告は減るのではないかと思います。

②現在、「虐待の可能性」まで広げて通告の対象としている以上、相談件数は年々増加の一途を辿っています。その調査や対応には大変多くの人的資源が必要です。そのお金は各市町村、各都道府県だけで賄えるものではありません。国の政策として、児童虐待相談にのり、適切な対応が出来る専門の職員を大量

に増加させることです。

③前の②の続きになりますが、あくまで通告は「虐待の可能性がある」ものであって、実際には虐待ではない事例も多く入ってきます。市町村も児童相談所も、そのことを念頭に、より丁寧に対応や調査を行って欲しいと思います。

④アメリカでは虐待かどうかの認定及び処遇についても裁判所が全般的に関わっていますが、日本においては「子どもを一時的に保護する場合に親が同意しない時や、2カ月を超えて一時保護を行う場合」「調査の段階で鍵をかけて家に引き籠ってしまっている場合に鍵を壊してでも子どもの安全確認をする場合」といった例外的な場面でしか関わっていません。もう少し裁判所には、児童相談所の対応に問題がないかという後見的な役割を担う体制となるよう期待をします。

無実の家庭を傷つけることの
ないよう十分な配慮を

　子ども達は、安心・安全な家庭の中でこそ、健全に育っていきます。そのために、国は虐待を起こす家族を見つけ出し、虐待をなくす努力をする必要があります。しかし他方で、無実の家庭を傷つけることのないよう、十分な配慮を行うべきです。そうでなければ、虐待をなくそうと必死になればなるほど、健全な家庭を傷つけ、子どもの居場所を失わせていくという矛盾が生じていくからです。

Kazuko Ikeya

「児童虐待防止対策の問題点」

東京女子大学現代教養学部教授
上野加代子(うえのかよこ)
大阪市立大学大学院生活科学研究部（博士後期課程）単位取得退学。専門は社会問題の社会学。著書に『児童虐待の社会学』（世界思想社、1996）、『国境を越えるアジアの家事労働者ー女性たちの生活戦略』（世界思想社、2011）など。

リスクアセスメントとは

「子どもを守る」。これは近代社会においては至上の価値であり、したがって虐待する親から子どもを守るという主張とそれに基づいた実践は、とても良いことのようにみえます。みなさんも、養育者から子どもに致命的なダメージが及ぶ前に子どもを離すことが重要だ、と思われるかもしれません。現に、英国、米国をはじめとする児童虐待の防止対策を掲げている国では、この考えのもとに、虐待する養育者を突き止め、子どもを避難させる虐待防止システムが作動しています。日本もそういう諸外国の実践を学んできました。

まず、どのように児童虐待防止の実践

が行われているか、原理的なところをみていきましょう。虐待する養育者を突き止める際に、専門家の偏見や先入観、恣意性が働いてはいけませんので、「客観的に」「科学的に」「エビデンスに基づいて」やろうとします。近年では、児童虐待の「リスク」項目表が作成され、それにそって専門家がチェックします。これは虐待のリスクアセスメントと呼ばれています。このリスクアセスメント表に沿って収集した情報をもとに、養育者を虐待の危険度に応じて分類し、危険度が高ければ専門家がモニターするというわけです。日本でも、各機関で独自のリスクアセスメントが開発・使用され、出産年齢、親の性格、トラウマ歴、経済状況、妊娠状況、不安定就労、離婚、多子、子どもの障害等、いろいろな項目がリスクとして挙げられています。しかし、この虐待リスクを評定するやり方には、いくつかの問題が認められています。これが児童虐待防止の本当に正しい方向なのか、という議論が先達の国々の専門家から出されていますので、主な点に絞ってこの小稿で紹介します。

虐待をチェックするリストの危険性

まず、このような表に入っているリスク項目は妥当なのかということです。専門

的な仮説や経験的な知識に照らして児童虐待に関連すると仮定された項目から、調査を通して統計的に有意な差をもつ項目がリスク要因として確定され、リスク項目表（リスクアセスメント表）が作成されています。しかし、「リスク項目」と「児童虐待」が、それぞれ独立しているわけではありません。虐待を複数のリスク項目から判定しているので、リスクが高いから虐待だというのは、当たり前です。たとえば、保育に欠ける、家庭の経済的な困窮は、リスク項目であり、かつネグレクトと判定される根拠となる項目でもあるのです。虐待の予測に関係がありそうだから、子どもを守るために、いろんなものをリスクアセスメント表に入れておいたほうがいい、という考えは、実はとても危ないことなのです。

もうひとつの問題は、リスクアセスメントが特定のジェンダー観にもとづく家族像のネガとして作成されていることです。そこでは、夫婦と子どもからなる家族の形態、子育ては母親だという考えが前提にされています。母親としてのあるべき行動や家事遂行度といった点で母親への期待が大きく、父親はもし考慮されても補助的な位置付けです。母親が、男性保護者の暴力から子どもを守ることも含めて、子どもの保護の責任者だということになるのです。集中的な母親業を規範とする家族モデルは、特定の時代、社会、民族、文化に限定されものであ

るにもかかわらず、そのモデルから逸れている養育者がハイリスク群としてピックアップされるのです。

社会問題に起因する虐待リスク

また実際の実践では、個々のケースにおいて、ひとつのリスクに関する情報源が1〜2つと限られていることが多く、とくに家族に与える環境的、構造的な部分が聞き取られることはないとされます。聞き取っても、それらは家族の側の問題としてみなされてしまいます。リスクアセスメントがそういう設計になっているからです。このように、調査が向けられる対象が家族の側だけ、という点ですでに問題ありだということになります。専門機関の偏った価値観はもとより、保育を欠く状態、貧困、不安定就労、安全性を欠く住宅などを、児童虐待防止政策、福祉や貧困政策、雇用や住宅政策などの社会政策の不備、つまり社会側が責任をもつべきリスクだと捉えることができるのですが、そうはならないのです。政策の関心事ではないからです。私がもっとも問題だと考えているのもこの点です。アセスメント表で児童虐待のリスクとしてあげられている諸要因のなかには社会保障の不備に由来するものが多いのに、そういう形では言及されず、あくまで個々の家庭のリスク、養育者が解決するはずだった問題だとして捉えられる仕組みになっているということです。

Kayoko Ueno

このような標準化されたリスクアセスメントの使用が浸透していった背景については、すでに研究がなされています。英米に共通するものとして、特定の虐待事件の報道に起因する社会的義憤への公的、官僚主義的な対応だと記されています。機関の管轄下において家庭で子どもが親からとんでもない暴行を受けたり、死亡したりしたケース等で、子どもを措置しなかった判断が客観的、科学的であったと反論し、世論の批判から機関とワーカーを守る必要があったからです。「子どもが死んでいる」というニュースで皆、驚愕し、「専門機関は何をやっていたのか」という世論のバッシングが起こります。科学的、客観的に対応していますと言わざるをえない状況になっていくわけです。他方、子どもを守る実践が社会に起源がある問題の個人化という大きな解釈の読み替えを伴っていることが気づかれにくくなってしまいます。

反論できない仕組み

ところで、このような英米での児童虐待防止対策を反省的にみていく議論は、日本ではほとんど紹介されることがありません。なぜでしょうか。「子どもを救う」こと自体が善なので、その動きを抑制すると受け取られてしまう研究は悪とされるからです。また、「虐待問題はない。日本の家族はすばらしい」、あるいは「父権の復権が必要」と主張する人たちに

利用されてしまうかもしれません。研究者は慎重になり、結果的に、現状の政策が追認されることになるわけです。病院や保健センター、保育所や学校といった子どもに関係する機関も、法律で虐待通告の義務が課せられています。実際に虐待容疑がかかった親御さんはどうでしょうか。反論できるでしょうか。否です。「協力的でない」、「敵対的」だとみなされれば、それがさらなる虐待のリスクになるからです。状況を必死に説明すればするほど、児童相談所の職員に反論すればするほど「虐待者にみられてしまう」ということは経験された親御さんがおっしゃることです。そして、子どもが虐待で施設入所になってしまうと、家族再統合プログラムを経なければ家庭に戻ってくることはないのですが、虐待を養育者が認めなければ、このプログラムはそもそも開始されないのです。虐待の事実を認めることができない養育者を服従させる懲罰システムになっているのです。つまり、どの段階においても、養育者が虐待を認めないということが大きなリスクなのです。

親子にしわ寄せがいく社会

最後は、このようなリスクアセスメントを用いた児童虐待防止システムで、問題が解決に導かれるかを考えていきましょう。私は懐疑的です。

リスク概念の台頭には、社会保障ならびに社会福祉の考え方の大きな変化を

伴っている場合が多いとされます。児童福祉から児童保護へのシフトと名付けられているもので、親への長期間にわたる援助やサポートより、調査と子どもの保護だという考えに政策の重点が移り、後者にマンパワーを含め税金が投入されるべきだということになるのです。そういう意味で、児童保護とは、「福祉に依存する」ことなく、親が子育てをすることが前提とされる政策だと言うことができるでしょう。そして、専門家は、子どもに危害が加えられるリスクを発見するわけですから、子どもよりも保護者の細やかな一つ一つの動作や行動、暮らしぶりを見張ることになります。親御さんたちには、現在、幾重もの虐待リスクチェックがかかっていますので、養育者が納得のいかない形で子どもが一時保護となるケースは今後も続きます。子育ての相談で専門機関を利用する養育者も、少なくなるかもしれません。相談したという事実がすでに育児不安であり、それ自体がリスクや虐待予備群だとされてしまう仕組みがあるからです。現状の児童虐待防止の実践は、推定無罪ではなく、推定有罪なのです。

　専門家からすると、目の前に現れるハイリスク養育者は、リスク管理に失敗した人たちなのかもしれません。しかし、専門家が、養育者の心構えや生活様式を変えようとしても、リスクとされるものが社会的文脈をもつ諸問題であることも多く、簡単ではありません。それなら、たとえば、保育に欠く状態、経済的困窮という個人の虐待リスクとされてしまっているものを、普遍主義的な保育サービス、社会的な再配分で社会的に手当するほうが、リスクを減じるより確実な方法であろうことは、欧米の児童福祉政策の研究者たちが指摘してきたことです。日本でも、誰でも利用できる無料の日中保育、夜間やショートステイ保育、そして虐待通告に紐づけられていない子育ての相談窓口があれば、養育者の子育てをめぐるストレスは大きく軽減するでしょう。この対策が、現行の養育者のリスクアセスメントより先んじてなされなければならなかったのは言うまでもありません。そういう意味で、児童虐待の予防とは普遍主義的な福祉、安定的雇用や住宅の政策、公的扶助といった社会保障施策の充実に他ならないのです。

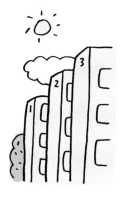

Kayoko Ueno

「児童虐待で冤罪を生まないために」

甲南大学法学部教授
笹倉香奈（ささくらかな）

東京大学法学部卒、一橋大学大学院法学研究科博士課程修了。博士（法学）。専門は刑事訴訟法で、冤罪問題、死刑・終身刑の問題、科学的証拠、司法取引などを中心に研究。冤罪救済活動の実践にも取り組む。「SBS検証プロジェクト」共同代表、「えん罪救済センター（Innocence Project Japan）」副代表。共訳書に『冤罪を生む構造：アメリカ雪冤事件の実証研究』（日本評論社、2014年）などがある。

冤罪とは

「冤罪」は、無実であるにもかかわらず、犯罪行為を行ったとされてしまうことです。警察や検察による捜査や訴追の対象となり、裁判所が「犯罪行為をした」と認定すれば、無実の人が刑務所で服役したり死刑を執行されてしまったりするかもしれません。このような冤罪が起きないように、刑事裁判には「無罪の推定」（被告人の有罪が確実であると検察官が立証できるまで、被告人は無罪であると推定される）、「疑わしきは被告人の利益に」（犯人であることについて常識に照らして少し

でも疑いがあるのであれば、無罪を言い渡さなければならない）など、様々なルールがあります。

それでも、刑事裁判も人間が作ったシステムです。人間は過ちを犯します。日本の刑事司法制度も、残念ながらこれまで多くの冤罪を生んできてしまいました。

児童虐待と冤罪

そして最近、「児童虐待」であるとされた事例に実は多くの冤罪事件があるのではないかという可能性が明らかになっているのです。児童虐待事件で冤罪が起こると、虐待をしたとされた養育者は児童相談所によって子どもと引き離されます。重大な事例であると判断されれば、起訴され、刑事裁判にかけられます。有罪判決を受けてしまえば、養育者は刑務所に行くことになるかもしれません。この間、子どもは養育者と分離されてしまうことになるのです。

このような事例の背景には「子どもが虐待された疑いがある」という医師による診断があります。医師の診断が児童相談所による親子分離の判断や刑事裁判における有罪判決の根拠とされるのです。

冤罪の救済と
「イノセンス・プロジェクト」

私は、大学の法学部で刑事訴訟法を研究しています。かねてから冤罪事件に興味を持っており、2016年には「えん罪救済センター（イノセンス・プロジェクト・ジャパン）」という団体を全国の弁護士や研究者と立ち上げました。きっかけとなったのは、2011年から1年間、アメリカのシアトルに留学した際に出会った現地の冤罪救済団体「イノセンス・プロジェクト」でした。

「イノセンス・プロジェクト」は1992年にニューヨーク州で設立され、冤罪被害者の救済・支援を行うための調査・弁護活動や支援活動を無報酬で行ってきました。冤罪の人々を救い、刑事司法システムの改革を実現するために有効であるということがわかり、同じような活動が全米だけではなく全世界に広がっています。日本の「えん罪救済センター」は、日本版のイノセンス・プロジェクトとして立ち上がりました。

イノセンス・プロジェクトは、DNA型鑑定によって雪冤（冤罪を晴らすこと）を目指す弁護手法で有名です。例えば、殺人事件現場の遺留品に付着しているDNAを鑑定することで、冤罪を訴えている人が本当に犯人といえるのかを検討します。アメリカではすでに350人以上もの人々がDNA型鑑定によって冤罪を晴らしています。

そして、現在、全世界のイノセンス・プロジェクトがDNA型鑑定と同じように注目しているのが、「揺さぶられっ子症候群（SBS）」や「虐待による頭部外傷（AHT）」の事件なのです。

実は、アメリカでは、「SBS理論」（「三徴候」という3つの症状がある子どもは、養育者等によって揺さぶられたに違いない、という仮説）にもとづいて有罪判決を言い渡された事案の雪冤が2000年代以降に進んでいます。SBS/AHT事件は「DNA型鑑定の次のイノセンス・プロジェクトだ」とさえいわれているのです。

SBS/AHT事件の検証

私がアメリカにいた当時から、SBS/AHT事件に相当数の冤罪が含まれているのではないかということが現地では問題とされていましたが、実は日本にも同様の状況があるのではないかという疑いが高まり、2017年9月にSBS/AHT事件を担当している弁護士たちと「SBS検証プロジェクト」という団体を立ち上げました。現在は、ウェブサイトやブログを開設し、世界各国のSBS/AHTに関する文献を収集して翻訳したり、研究会を開いたりしています。

日本でもアメリカと同様の状況があるのではないかと我々が考えた背景には、次のような事情があります。実は、日本のSBS/AHTに関する医学的知見は、1990年代中ごろにアメリカから輸入されたからです。その後、日本でSBS/AHTに関する学術論文が本格的に書かれた

Kana Sasakura

り、報道でSBSが取り上げられたりするようになったのは2000年以降でした。そして、SBS理論に基づく逮捕や起訴、有罪判決の言い渡しが急増したのは2010年前後でした。最近では、新聞やテレビなどで「子どもを揺さぶって、けがをさせた」あるいは「死亡させた」というような事件の報道を頻繁に見るようになりました。

　しかし、実は日本にSBS理論が輸入された1990年代当時、すでにSBS理論への様々な疑念が提起されはじめていたのです。欧米では、1990年代から2000年代にかけて、SBS理論批判が積み重ねられていました。低位落下によって頭部を床などにぶつけた場合にも三徴候が生じうるという指摘や、生体力学的な観点から、頭部の揺さぶりがあれば頸部の組織などにも損傷があるはずなのに、SBSと診断された事例において、そのような頸部損傷がある事案はほとんどないとの批判がなされました。SBS理論の背景にある研究には科学的なエビデンスがないのではないかとも批判されました。

　このような批判を受けて、アメリカでは2000年代以降、SBS理論にもとづいて有罪判決を言い渡されていた事案の雪冤が進んできました。

　アメリカ以外の国々でも、2000年代以降にSBS/AHT事件の検証が進んでいます。イギリス、カナダ、スウェーデンなどでは公的機関によってSBS/AHT事件の

大々的な見直しやSBS理論の検証が行われました。特に三徴候に基づくSBS/AHT診断に対しては、大きな懸念が表明されています。例えば、スウェーデンの社会保険庁のもとにある医療技術評価協議会（SBU）は、2014年からSBS診断に科学的エビデンスがあるかを検証するプロジェクトを開始しました。2016年10月に公表されたSBUの報告書は「これまでに執筆されたSBS理論に関する論文に十分な科学的エビデンスのあるものはなかった」と結論づけたのです。

　このような状況に鑑みると、日本の議論状況は、欧米から比べて10年から20年は遅れているといわざるを得ないのです。

診断基準のあいまいさ

　SBS理論を推進する医師たちは、これらの批判に対して「医師は三徴候のみで虐待の有無を判断してはいない。総合的に判断して虐待か否かを結論づけている」と反論します。

　でも、どのような場合にSBSであると判断するのか、あるいはAHTであると判断するのか、「親のいうエピソードは信用できず、親は嘘をついているから虐待に違いない」と考えるのかについて、明確な基準は現在まで存在しないのです。

　「AHTを疑うしかるべき理由というものを正確に定義することは、不可能とまでは言わずとも非常に難しい」と、虐待医学の専門家もいいます。「小児の頭部外

傷を事故事例と虐待事例に分類するためには、広く受け入れられる、客観的な定義が必要である」と専門書でも書かれているとおり、現在なお、事故と虐待を区別する基準は明確ではないのです。驚くべき事態です。

頭部外傷が虐待によるものか否かを判断するには、十分な鑑別診断が必要です。他に原因となった疾病や事故などはなかったのかを慎重に見極めねばなりません。しかし、入念な鑑別診断は、現場でどの程度徹底されているのでしょうか。

「自白」と冤罪

このように、SBS/AHTの診断基準が明確ではなく、科学的な観点からの問題が指摘されている現状で、医師が依拠しているのは「自らの臨床経験」や知識と行為者とされた養育者たちの「子どもを揺さぶってしまった」という「自白」です。

しかし、自白に依存することには大きな危険があります。

これまで日本において明らかになってきた冤罪事件を見れば、最大の冤罪原因が虚偽自白であるということは明らかです。最近の著名な例として、DNA鑑定などによって雪冤された足利事件、燃焼実験などによって雪冤された東住吉事件、法医学鑑定などによって再審開始が決定された大崎事件、湖東記念病院事件などを見ていただければと思います。実は、人間はやっていないことについて、驚くほど簡単に「やりました」と言ってしまうことがあるのです。

SBS/AHT事案ではさらに、被疑者・被告人が自責の念やSBS理論の誤解から、実際とは異なる「揺さぶり」や「事故」を供述してしまい、それが「自白」とされてしまうこともあるのではないかという危惧があります。

おわりに

以上、諸外国に比べて遅れている日本の議論状況を概観しました。問題は刑事事件にとどまりません。結果として刑事事件として起訴されなかったけれども、親子分離されたり虐待と判断されてしまったりしている多くの児相関連事案もあります。

日本の児童虐待事件にも、相当数の冤罪が隠されている可能性があります。科学的・客観的な観点から、幅広い知見をベースとして総合的にSBS/AHT理論の検証をする研究が、日本においても一刻も早く行われることがのぞまれます。

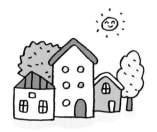

Kana Sasakura

「家庭内で起こる乳幼児急性硬膜下血腫（中村Ⅰ型血腫）の再証明」藤原一枝

乳幼児の急性硬膜下血腫の発見（1965年〜）

東京大学脳神経外科に1947年から63年までに入院した15歳未満の頭部外傷患者362名を、研究者としても抜群のセンスと集中力を持っていた中村紀夫医師（のちに慈恵医科大脳神経外科名誉教授）が分析し、その結果を1965年に『脳と神経』に報告しました。

大発見は、乳幼児にのみ重篤な急性硬膜下血腫と眼底出血を生じさせている病態の機転が、「家庭内での程度の軽い衝撃（転倒や落下など）である」ことでした。たくさんの施設から経験例が寄せられ、国内の脳神経外科医が認めるところになり、「中村Ⅰ型血腫」と呼ばれるようになっていました。

その際の立った特徴はすでに第2章で西本医師が報告した通りです。当初からその病態は、「架橋静脈が傷ついて発生した硬膜下血腫であり、緊急手術を要するものと慢性化するものがある」と指摘されてもいました。CT検査が登場する前には、脳神経外科医は技術を要する脳血管撮影で診断し、手術に臨んでいましたが、結果は悲惨で、長く脳神経外科医の乗り越えるべき大きな課題でし

た。あまりにまともですが「早く発見し、早く手術する」ことが予後を良くするという報告が続いていました。

ところが、救急医療システムの完備とCT検査の登場で治療成績は激変しました。CTが普及しだした80年代以降は発見が早ければ救命率も予後も良い外傷になったのです。

ところで、この外傷に保護者の責任があるのでしょうか？　養育者の保護責任を他の家族が責めている現場にしばしば居合わせ、不慮の事故であると説明した経験も少なくありません。私個人は、35年以上前に手術し、けいれんや麻痺を残してはいても元気に働いている3人の患者さんと今も賀詞交換しています。

国際的な認知が行きわたらなかった理由

英語圏ではこの「乳幼児の低エネルギー外傷による硬膜下血腫」という概念がなく、認知されていなかったので、青木信彦医師らが投稿した「乳幼児"型"急性硬膜下血腫」は国際的な脳神経外科専門誌『Journal of Neurosurgery』に1984年に掲載されました。

ところが、1970年代から国を挙げて児童虐待防止に舵を切っていた米国では、

眼底出血を伴う頭蓋内出血をすべてSBS（Shaken baby syndrome：揺さぶられっ子症候群）とみなし、虐待根絶・加害者を罰する方向にありましたので、「単なる虐待の見逃し」と非難・否定されました。検証もないままに事故による機転は否定され、国外の学会での発表や雑誌への投稿は受理されず、日本人医師や研究者のレベルを疑われるまでの扱いを受けてきました。

しかし、このような関係学会や学術雑誌における不公正や横暴は実は珍しいことではありません。ごく最近では、プロのアメフト選手の脳振盪罹患と慢性外傷性脳症の関係について、取りざたされている2004年に、NFL（National Football League）の出した調査結果「心配無用」の論文は、研究デザインに重大な欠陥があり、査読者3人全員がリジェクトしていたにもかかわらず、NFLとの結びつきが強かった編集主幹が『Neurosurgery』に受理、掲載したことが明らかになっています。映画『Concussion（脳振盪）』の主人公の神経病理医のベネット・オマル医師が中年の元アメフト選手の脳解剖所見から広範な異常と脳振盪の関係を論じた論文は2005年の同じ雑誌に掲載されましたが、すぐさまNFLから「研究結果全否定、論文撤回」の拒絶反応にあっています。学術の世界といえども、フェアでもクリーンでもないのですが、そういう事情や力関係は誰にでもわかるわけではないのです。とにかく、中村I型血腫は1980年半ばからも国外では無視されてきました。

米国での埋没理由

もちろん、家庭内で起こる、この乳幼児急性硬膜下血腫の報告は諸外国からも散発的にないわけではありませんが、米国の基準が幅をきかせています。米国児童虐待学の権威ロバート・M・リース医師による2000年の基準でも、AHT（虐待による頭部外傷）の診断は次の5つの中のひとつがあればいいというものです。

・第三者による虐待の目撃
・虐待の告白
・重篤な頭部外傷を説明しうる病歴の欠如
・重篤な頭部外傷を併発する全身骨検査の陽性所見
・重篤な頭部所見を併発する虐待によると思われる身体所見

ここでは、「つかまり立ちをして倒れた」「ソファから落ちた」などと語られる受傷機転を、「重篤な頭部外傷を説明しうる病歴の欠如」に当てはめてしまうのです。安易で、非情で、分析力も想像力もない判断です。外力と結果が相関しないだけで、こう判断することが科学的でしょうか？

そのうえに、米国の虐待医学では、保護者の供述を信じないところから発しているので、いわゆる「中村I型血腫」

はすべからく虐待のグループに属させられ、SBSとして処理されてきました。

日本国内での埋没理由―米国追随

　米国から20～30年遅れて、日本の児童虐待対策が始まりました。お手本は米国で、米国で研修を積んだ小児科医、児童精神科医、脳神経外科医、救命医などが牽引役であり、診断のマニュアルを作りました。また、児童虐待の件数の増加や悲惨な症例のマスコミ報道での煽りもあって、児童相談所の対応の迅速化と的確化が求められていきました。対策強化と法整備から、平成16年（2004年）には病院からの「虐待の通告」を、「虐待かもしれないと思われる症例の通告」と範囲を拡大しました。厚労省は、虐待診断のマニュアル（最新版は平成25年版）を整備していきます。

　今年、第24回の学術集会を開く、日本子ども虐待防止学会は関係機関も多く、参加者も多い団体です。一方で、今年10回目の学術集会を持つ日本子ども虐待医学会は医師がメンバーで、この領域の指導的役割を担ってきました。当然ながら、他業種を教育する立場です。ところが2017年8月4日の日本こども虐待医学会の「AHT、SBSの基礎知識」という検察官に対する基礎講演で、学会理事である小児科医は「中村I型血腫は国際的に認められていないから」と明言しました。教育側に立つべき学会の中心メンバーがこのような考えであれば、医学系以外の聴衆である警察官、検察官、児童相談所の関係者には、いかにも確実な事実のように聞こえます。この部分で国内の脳神経外科医との齟齬があることがはっきりしました。なぜ、彼らは自分の頭で考えないのでしょうか？

　さらには、なかなか病院の虐待診断基準の運用状況も明らかにされなかったのですが、昨今の論文で明らかになったことがあります。患者数が多い都内2つの病院、成育医療センターと東京都立小児総合医療センターは全く米国流の判定を行っていたのです。

　つまり、「軽微な頭部外傷で乳幼児急性硬膜下血腫は発生しない」という前提から、「重篤な頭部外傷を説明しうる病歴が欠如していて、初診時に養育者による受傷機転の供述が転落や転倒と証言したものは虚偽発言として虐待と診断し、児童相談所に通告する」と明記してありました。そして、自動的に児童相談所に通告すると、多くがSBSと扱われたという報告でした。一般にSBSは、予後が悪いのですが、彼らの予後はよく、かつ、外傷になった年齢は7～9カ月と、いわゆる中村I型血腫そっくりです。そのことに2つの病院はコメントしていませんが、SBSでない可能性が高いのです。根拠になる自白もなく、児童相談所の決め手が何であったか知りたいところですが、明らかではありません。病院の通告が医

療面で絶対的な権限を持っているならば、児童相談所は否定しがたく、冤罪が発生しやすい危険があると思われます。

児童虐待の専門家を称する医師たちが異口同音に、「チャイルドファースト、オーバートリアージも辞さない」と広言しているので、今や危険は増していると思います（蛇足ながら、子どもの側に立つと、虐待を疑われると、全身骨検査が加わり、必要のない放射線被曝が加わる医原性の二次災害が発生します）。

CT時代にも存在するのか？

問題意識高く取り組み、有無を言わさぬ結果を出した論文はあるのです。ただ、彼らは控えめに発表しています。

2006年に埼玉県立小児医療センター脳神経外科の西本博医師達は、ＣＴやMRIが使える1993〜2002年に入院治療した乳児を詳細に分析しました。「原因が家庭内での軽微な外傷によることが養育者を含めた１人以上の成人に目撃されており、現病歴の聴取、理学的所見、全身骨撮影を含めた画像診断所見、5年以上の追跡結果により、虐待が全面的に否定された乳幼児急性硬膜下血腫25例」について検討し、結論を出しています。結論は、「虐待例とは別に家庭内での軽微な外傷による乳幼児急性硬膜下血腫の存在が強く示唆され、その成因に外水頭症（脳表に液体貯留によるくも膜下腔もしくは硬膜下腔の拡大があ

る）の先行が大きく関与している可能性がある」でした。つまり、CT検査の有無にかかわらず、虐待と無縁な中村Ｉ型血腫は存在しているのです。

2011年には、本邦の14シリーズ203例を把握し、特有の臨床概念であると青木信彦医師が発表しています。その時点で、青木医師は育児環境の変化や頭を打つ床の素材の変化や頭部外傷を扱う医師の引き継ぎのない世代交代の時期なども考慮して、報告例は減少傾向だとしていました。たしかに、もう乳幼児急性硬膜下血腫だけで症例報告する時代ではなくなっていました。

私個人は、CT検査や救急医療の浸透で、重症例が少なくなったことが、その存在を埋没させていると感じています。早く病院を受診し、早く処置されています。ごく薄い乳幼児硬膜下血腫が発見されて入院したとしても経過がよいと、そのまま退院しています。CT検査に抵抗感が少ない日本では、ごくごく薄い硬膜下血腫の発見率は高いはずですが、乳幼児の精密な眼底検査のできる病院は少数なので、これは未検査になりがちです。

象徴的な症例の存在

両親以外の第三者が見ているところでの事故で、乳幼児急性硬膜下血腫と眼底出血が起こっていた場合には、中村Ｉ型血腫の存在証明として万全でしょうか？　以前、法事の席でたくさんの親類

Kazue Fujiwara

縁者の前で転んで発症した乳児がいましたが、「身内ばかりだ、口裏を合わせている」と一蹴する論者もいました。

2017年6月の第45回日本小児神経外科学会で、青木信彦医師は「乳幼児急性硬膜下血腫（中村I型血腫）は虐待ではない〜3人に転倒現場を目撃された1例〜」を発表しました。典型的な乳幼児急性硬膜下血腫で、これこそ「両親以外の目撃者存在例」と考えられました。ところが、その病院は、「硬膜下血腫と眼底出血があったからSBSだ」と通告し、その親子は13カ月間、児童相談所の管理下（一時保護・乳児院入所措置・家族再統合プログラム）に置かれました。つかまり立ちの乳児が後ろに倒れた時、父親の実家である現場には、乳児の母親のほかに父親の両親が居て、「目撃者のある事故」であったのに、病院からも、児童相談所からも問題にされませんでした。誤った行政処分の根拠は何だったのでしょうか？（なお、この症例は第3章のケース6・28〜29ページです）

このような処分を受けた両親が深く勉強して、青木信彦医師を訪れ、セカンドオピニオンを求め出しました。2012年ころから現在までに10例を下りません。

医学上の学説の解釈によって、冤罪者が増えるのは忌々しき問題です。

2017年の日本脳神経外科学会では

2017年10月14日の日本脳神経外科学会学術総会で、小児の頭部外傷の診断治療手術、時にはその解剖に関わる医師達が「虐待か否か」を問われる局面で、現在の知識や経験で判断に窮することがあることを披瀝しあう展開になりました。CTやMRIの読影だけで、「いつ、どこで、どんな力が加わって」を説明しきることは困難だとなりました。専門の異なる多種の"真"の専門家の合議を求める声も上がりました。

今回、千葉大学法医学教授・岩瀬博太郎医師から、児童相談所からの相談例の中に、中村I型血腫としか呼べないような「同じパターン」の症例が何例もあると具体的に提示があり、「存在を確信しつつある」旨の発表がありました。

SBS裁判の過程で起こった疑問

私がAHTに関心を持ったのは、2014年夏に"SBSの刑事裁判"で、被告人側に立ったところから始まります。スーパーでたまたま母親から預かった乳児を抱いていた第三者Aの手の中で痙攣が起きました。一貫してAは犯行を否認しましたが、有罪になった理由は、「痙攣が起きる直前に外傷が加わったはず」という推論でした。スーパーに行く前から乳児の体調が悪かったという証言や、実母の育児能力は問われなかったのです。

「いつ外傷が加わったか」については、外国の告白例の研究結果からみた判断基準を参考とするしかないのが現状です。

Kazue Fujiwara

痙攣や意識障害などで外来を受診するのが通常ですが、発症時間が実際には数時間以上前のものもあると言われています。すなわち、判決理由には証拠はないのです。

それが、「裁判官が信用できるとした」検察側の医師たちの"質"に強い疑惑の念を持った初めです。

国内外の異業種からの声

国外から飛び火した狼煙が、異業種からあがってきました。

2018年2月10日、京都で「揺さぶられる司法科学—揺さぶられっ子症候群（SBS）の信頼性を問う—」というシンポジウムが開催されました。主催は龍谷大学犯罪学研究センター（科学鑑定ユニット）、共催は龍谷大学刑事司法未来プロジェクト、冤罪救済センター、SBS検証プロジェクト、後援は京都・大阪・兵庫弁護士会と、医学界とは違う分野からです。国際的なSBS仮説見直しの潮流は冤罪救護活動となり、日本でも法学者や弁護士たちが声をあげたのです。「SBSの三徴候（急性硬膜下血腫・眼底出血・脳腫脹）が揺さぶり以外でも生じることはすでに共通理解、虐待があったとする診断の信用性については激しい論争が続いている」として、SBSの中からの中村Ⅰ型血腫の分離も視野に入っていました。

同じ２月に、30年以上前に青木医師の論文に否定的反応を示した某米国脳神経外科教授にメールをしてみると、なんと「SBSを疑われた事故の人の支援を現在しているし、供述が信用できる人はいる」と態度は変化していました。

「SBSに対して、科学的検証を！」という声が、国内の病院や児童相談所、その他の関連機関にも激震のように広がりました。なぜなら、仕事上の判断の根拠が変わる戸惑いだけでなく、自分の過去の仕事内容の正否が問われるからです。

国会答弁と国際誌での声明から見えるのは

ほどない２月28日の第196回国会（衆議院）にこのシンポジウムを意識した質問書『児童相談所の「一時保護」と「乳幼児ゆさぶられ症候群（SBS）」に関する質問主意書』が提出され、３月９日には答弁が出されています。やり取りは衆議院のHPで見ることができます。厚労省の「子ども虐待対応の手引き（以下"手引き"）平成25年度」がいわゆるSBSの有無が虐待の重要な判断基準になっていることを踏まえたものでした。質問の白眉は、「政府は"手引き"などを見直す考えはないか」でした。回答では、「総合的に判断すべきであると考えているが、現時点では、"手引き"におけるSBSに関する記載を見直す考えはない」でした。この"手引き"によって、医師も病院関係者も児童相談所も警察も検

察も動いているのに、全く危機感があり
ません。5月末に届いた国際的な雑誌
『pediatric radiology』の5月号に、SBS
検証プロジェクトに反撃する各国際学会
からのAHTに関する共同声明に、日本小
児科学会も賛同している旨が記載されて
いました。

現状維持は誰を益するのでしょうか？

2018年の脳神経外科医の動きなど

3月13日に大阪地裁で母親の虐待の
有無を問うた判決は有罪（上告中）で
したが、中村I型血腫の評価に触れてい
ました。曰く、「中村紀夫の論文は、CT
画像撮影が普及する前の論文であること
や、受傷機序に客観的な裏付けがない
などの批判があり、本件の事実認定の
前提とできる程度の医学的通用性がある
か疑わしい」（大阪地方裁判所第5刑
事部裁判長裁判官・長瀬敬昭、裁判
官・増尾崇、大畑勇馬の判決文より）。
中村I型血腫は、今や「社会的にも」再
評価されるべき時を迎えたというわけで
す。

5月20日大阪での第38回脳神経外科
コングレスでは、東京医科大学医療の
質・安全管理学講座の三木保教授が講
演し、6月2日、第60回日本小児神経
学学会では東京大学小児科の岡　明教
授が、「虐待の鑑別上、問題となる中村
のI型についての社会的対応」をともに
話題にしていました。

6月9日には、第46回小児神経外科
学会学術総会の社会教育セミナーで
「小児虐待診断における脳神経外科医
の役割」が取り上げられ、第一人者の
西本博医師と最高検察庁刑事政策推進
室の名倉俊一検事が話しました。検事
は、SBS検証プロジェクトも評価しつつ、
「AHTの診断に脳神経外科医の意見は
大きい。しかし、医師が虐待か事故か
迷っているなら、そのまま書いてほしい、
詰めは検事がする」と明解でした。司法
の中で、医師の役割は限られていて当然
です。

結語

乳幼児急性硬膜下血腫の存在を信じ
つつも、国内外での認識の浸透を30年
以上放置してきた脳神経外科医たちは、
その責任を痛感しつつあります。家庭内
で起こる乳幼児急性硬膜下血腫の数は
減らしたいですが、避けられぬ事故であ
れば事故である証明を担っていきたいと
変わらず決意しています。

まもなく、国際的にも虐待でない乳幼
児急性硬膜下血腫の存在が認められる
ことを信じています。

附記：記述後の2018年7月5日に判明
したことを62ページに「号外」として追
記しました。

Kazue Fujiwara

参考文献

池谷和子

①池谷和子『アメリカ児童虐待防止法制度の研究』（樹芸書房、2009年）
②池谷和子「アメリカにおける家族の崩壊と『子どもの権利』
　―児童虐待防止法制度を素材として―」東洋法学 第57巻 第 3 号 173-203頁 (2014年)
③U.S. Department of Health and Human Services, Child Bureau,
　Child Maltreatment 2015 (2017)
④Douglas Besharov, Unfound allegation (1986)
⑤厚生労働省ホームページ内
　・平成29年度全国児童福祉主管課長・児童相談所長会議資料（平成29年 8 月17日）
　（http://www.mhlw.go.jp/stf/seisakunitsuite/bunya/0000174789.html）
　・児童虐待に関する法令・指針等一覧
　（http://www.mhlw.go.jp/stf/seisakunitsuite/bunya/kodomo/kodomo_kosodate/dv/
　hourei.html）
⑥キース・リチャード『ニューヨーク州児童虐待調査官』（PHP研究所、2001年）
⑦メアリー・ヘルファ『虐待された子ども』（明石書店、2003年）

上野加代子

①上野加代子, 2017,「児童虐待防止対策の課題──子どもが一時保護になった親の経験から」
　『社会保障研究』 2 (2・3): 263-278.
②上野加代子2016「『児童福祉から児童保護へ』の陥穽──ネオリベラルなリスク社会と児童
　虐待問題」『犯罪社会学研究』41: 62-78.
③上野加代子, 2010,「児童虐待の社会学」『小児科』51(2): 117-124.
④上野加代子, 2006,「リスク社会における児童虐待　──心理と保険数理のハイブリッド統治」
　『犯罪社会学研究』31: 22-37.
⑤Freymond, Nancy and Gary Cameron eds., 2006, Towards Positive Systems of Child and
　Family Welfare: International Comparisons of Child Protection, Family Service, and
　Community Caring Systems, University of Toronto Press.
⑥Reich, Jennifer A. 2005, Fixing Families: Parents, Power, and the Child Welfare System,
　Routledge.
⑦Gilbert, Eeil ed., 1997, Combatting Child Abuse: International Perspectives and Trends,
　Oxford University Press.

笹倉香奈

①「特集：乳幼児揺さぶられ症候群」『季刊刑事弁護』94号（現代人文社、2018年）
②日本弁護士連合会・取調べの可視化実現本部『誤判の悲劇を繰り返さないために』
　（報告書、2017年）
　https://www.nichibenren.or.jp/library/ja/publication/booklet/data/sbs_gironjokyo.pdf
③「翻訳：揺さぶられっ子症候群（SBS）理論をめぐるスウェーデンの状況」『龍谷法学』
　50巻 3 号（2018年）653頁
④Deborah Tuerkheimer, Flawed Convictions: "Shaken Baby Syndrome" and the Inertia of
　Injustice, Oxford 2014.
⑤SBS検証プロジェクトのウェブサイト：http://shakenbaby-review.com/index.html
⑥Waney Squier, Shaken Baby Syndrome, in: Wendy Koen eds., Forensic Science Reform:
　Protecting the Innocent, Academic Press 2017 at 107.
⑦SBU Assessment, Traumatic Shaking: The Role of the Triad in Medical Investigations of
　Suspected Traumatic Shaking, Report 255E/2016.

西本　博

①中村紀夫，小林　茂，平川公議，山田　久，神保　実：小児の頭部外傷と頭蓋内血腫の特徴―第II報　急性・亜急性頭蓋内血腫．脳と神経　17：785－794，1965．

②Aoki N, Masuzawa H：Infantile acute subdural hematoma：Clinical analysis of 26cases. J Neurosurg 61：273－280,1984.

③西本博，栗原淳：家庭内の軽微な外傷による乳幼児急性硬膜下血腫の再評価．小児の脳神経31：215－223，2006．

④青木信彦：乳幼児急性硬膜下血腫は虐待によるのか，軽微な頭部外傷によるのか？小児の脳神経36：326－330，2011．

⑤西本　博：急性硬膜下血腫．山崎麻美、坂本博昭編　小児脳神経外科学 改訂 2 版 金芳堂,P733-P739,2015,京都．

⑥Nishimoto H：Resent progress and future issues in the management of abusive head trauma. Neurologia medico-chirurgica (Tokyo) March 23, 2015. doi:10.2176/nmc.ra.2014-0349.

⑦藤原一枝：読者からの手紙　乳幼児急性硬膜下血腫（中村 I 型）の証明を！脳神経外科 45:1122-1124,2017.

藤原一枝　※上記の西本氏との重複分は省略

①西本　博：Abusive Head Trauma(AHT) において"Lucid Interval"は認められるのか？―司法的判断のための文献的考察から―　第39回日本脳神経外傷学会　2016年 2 月26日 仙台

②中村　肇：AHTとは．中村　肇編著：正しい理解のために　どう診る?どう対応する？乳幼児の頭部外傷と虐待-救急チームがおさえておきたい診断・治療・予防のポイント メディカ出版　大阪　4 -11, 2010.

③藤原一枝：脳振盪への対応〜スポーツから脳を守る〜．外来小児科，20:52-59，2017

④藤原一枝：柔道事故にみる繰り返し脳損傷.No Shinkei Geka.42(I):79-85,2014.

⑤藤原一枝　塚原　純：脳しんとうについて.藤原QOL研究所 http://www.fujiwaraqol.com/home/concussion.html,2015

⑥藤原一枝：私たちはどこにいるのか？（3）―学説と冤罪―（今日の薬は　190）薬事新報 2948：687-688，2016.

号外　虐待を公的にも完全否定されている2歳以下の硬膜下血腫の8例は「低位落下（転倒や転落など）で後頭部を打撲した」事故例だった!!

　本書の目的は、家庭内で起こる"事故"としての乳幼児急性硬膜下血腫（中村I型血腫）の世界的な周知にあり、認知における奇しき経過を紹介してきたが、2017年に、米国の児童虐待の専門家の集まりであるRay E. Helfer Societyのメンバーの調査・分析が発表され、「先を越された」のである！

　症状や経過や放射線学的所見は、本書第 2 章で紹介した中村 I 型血腫と全く同じである。中村紀夫医師が1965年に発表したときのkey wordsは「軽微な外傷（転倒や転落など）」と「後頭部打撲」であり、1984年の青木信彦医師等の英文発表も同じ趣旨だったが、ともに虐待を十分否定していないという理由で、国外では容認されてこなかった。今回の論文では、青木医師の論文との相似性に触れている。

　今回、最も注目されるのは、「低位落下」「後頭部打撲」の証明をする直接目撃者に単数・複数の家人だけでなく、転落音や涕泣などで気付いた間接的目撃者（ 6 -14歳の子どもまで含む）のみの場合も採用している点である。虐待否定の裏付けを行政機関が行ってはいるが、家人や介助者の発言を信用するところから、法則を導き出そうとしている。既に米国では、「低位落下の後頭部打撲」の 2 歳以下の急性硬膜下血腫の扱いに慎重になっているのだ。

Atkinson N, Van Rijn RR, Staring SP:Childhood Falls with Occipital Impacts.
Pediatr Emerg Care 2017: 00:00-00　PMID: 28590993　doi: 10.1097/PEC.0000000000001186

おわりに

　赤ちゃんを守りたいと、小児脳神経外科医が書いた本書は、単に赤ちゃんだけでなく、その家族も守りたいとの思いで書かれています。

　児童虐待防止の声が強くなった社会で、頭のケガをしただけで両親や家族が疑われるのは寂しすぎます。本書を読んでいただいたことにより、「家庭内で起こる乳幼児急性硬膜下血腫の存在」を認識していただけたと思います。ただ、乳幼児急性硬膜下血腫の発生状況には特徴があり、けっしてすべての低位落下で起こるわけではありません。このことも知っておいていただくことが極めて重要と考えています。

　思い起こせば、日本の小児脳神経外科医は1974年から1987年ころ特発性のビタミンK欠乏症で頭蓋内出血した生後1〜2カ月児をたくさん手術しています。1980年設立の厚生省研究班は、年間推定400人がビタミン欠乏症を発症し、その割合は母乳栄養児の1700人に1人と計算。約90％は頭蓋内出血で発症し、約90％は完全母乳児であり、約90％が生後15〜60日に発症していました。血液の凝固因子の生成に関わるビタミンKが母乳中に少ないので、予防策は内服投与となり、1984年にケイツーシロップが開発されました。ここで一件落着と思われたところ、普及に頑迷に反対の学者がいて攪乱、予防投与の足並みが揃わず、1986年の全国的再調査でも頭蓋内出血は減っていなかったのです。班会議が議論を終結して投与勧告をしたのが、1987年。警鐘の症例から15年以上経っていました。その後、現在に至るまで、出生時、生後1週以内、1カ月健診時の計3回、ビタミンKの予防内服が行われ、発症は稀です。

　班会議の記録には明記されていませんが、実は「国や県、市町村において母乳哺育推進運動が展開されたのは1974年以降」です。このように、保育環境や医療方針やマニュアルの変化で、思いがけない結果を生むことがあります。

　ごく軽いものから重いものまでさまざまなレベルの乳幼児急性硬膜下血腫を知らない脳神経外科以外の医師による「虐待による頭部外傷に対する過剰反応」が、昨今の児童相談所の判断ミスや起訴など、冤罪を生んでいると判断しました。

　私どもが、この本を緊急出版した理由は、専門家としての責任から以外にありません。

　そして、「明日はわが身？！」と考えると、児童相談所の在り方については、国民みながもっと真剣に議論しないといけないとも考え、材料を提供しました。現在の虐待対策強化の方向は人権保護と相いれません。歴史や制度から学ぶためにご寄稿いただいた3人の研究者の先生に、深く感謝しています。

2018年6月30日　　　　　　　　　　　　西本　博　　藤原一枝

西本　博　昭和23年東京都生まれ。
日本大学医学部卒業後、脳神経外科学教室に入局し、米国マイアミ大学脳神経外科留学を経て、昭和58年 9月より埼玉県立小児医療センター脳神経外科で、医長・外科部部長歴任。平成26年春、退職までの7年間　同センター副病院長。
現在　竹の塚脳神経リハビリテーション病院勤務。
［専門分野］小児脳神経外科学、小児頭部外傷、児童虐待による頭部外傷、中枢神経系奇形（水頭症、二分脊椎症、頭蓋骨縫合早期癒合症など）。
［役職］日本脳神経外科学会評議員、日本小児神経外科学会名誉会員、日本こども病院神経外科医会名誉会員、
［著書］『小児脳神経外科学改訂2版』（金芳堂）、『脳神経外科疾患の手術と適応』（永井書店）、『脳神経外科周術期管理のすべて』（メディカルビュー社）、『EBMに基づく脳神経疾患の基本治療指針』（メディカルビュー社）、『脳神経外科専門医にきく最新の臨床』（中外医学社）、『小児脳神経外科診療ガイドブック』（メディカルビュー社）、その他多数。

藤原一枝　昭和20年愛媛県生まれ。
岡山大学医学部卒業後、日赤中央病院・国立小児病院を経て、昭和49年7月東京都立墨東病院脳神経外科に就職。平成11年に同病院脳神経外科医長退職後、非常勤を継続中。平成11年10月、藤原QOL研究所代表。
［専門分野］小児脳神経外科学、小児頭部外傷、スポーツ脳振盪、高次脳機能障害
［所属学会］日本脳神経外科学会　日本小児神経外科学会　日本小児神経学学会
［著書］『おしゃべりな診察室』（講談社）、『医者も驚く病気の話』（平凡社）、『堺O-157カイワレはこうして「犯人」にされた！』（悠飛社）など。絵本の作品に『雪のかえりみち』『まほうの夏』（共に岩崎書店）、『ちょうかいちょうのキョウコちゃん』（偕成社）、『湯めぐり一番、道後の温泉』（藤原QOLスペース）など。

ブックデザイン
高倉美里（カバー）
及川真咲デザイン事務所（本文）

イラスト
漆原冬児（本文）

版画
高橋幸子（表紙）

赤ちゃんが頭を打った、どうしよう!?　虐待を疑われないために知っておきたいこと

発行日	2018年 8月31日　第1刷発行
	2018年10月15日　第2刷発行
著　者	西本　博　藤原一枝
発行者	岩崎弘明　編集　田辺三恵
発行所	株式会社　岩崎書店
	〒112-0005　東京都文京区水道1-9-2
	電話　03-3812-9131［営業］
	03-3813-5526［編集］
	振替　00170-5-96822
印刷・製本	三美印刷株式会社

©2018　Hiroshi Nishimoto Kazue Fujiwara
Published by IWASAKI Publishing Co.,Ltd.
Printed in Japan
ISBN978-4-265-80243-2　　NDC369

岩崎書店ホームページ
http://www.iwasakishoten.co.jp
ご意見をお寄せください
info@iwasakishoten.co.jp

乱丁本・落丁本はお取り替えします。

本書のコピー、スキャン、デジタル化等の無断複製は著作権法上での例外を除き禁じられています。本書を代行業者等の第三者に依頼してスキャンやデジタル化することは、たとえ個人や家庭内での利用であっても一切認められておりません。